国家级实验教学示范中心
全国高等院校医学实验教学规划教材

系统解剖学实习指导

主　编　陈胜国　阿地力江·伊明
主　审　甘子明
副主编　薛志琴　刘凤霞　杨文清
编　者（按姓氏拼音排序）

阿地力江·伊明　　　　陈胜国
董建江　　　　　　　　贾龙
凯萨尔·多来提　　　　刘凤霞
刘文娟　　　　　　　　牛淑亮
吐尔逊江·达地汗　　　王水泉
薛志琴　　　　　　　　杨文清
张辉　　　　　　　　　张盼盼

科学出版社
北京

内 容 简 介

《系统解剖学实习指导》旨在进一步培养医学生的观察能力。使学生重视实验，牢记"我要做实验"，而不是"要我做实验"，尤其是民族生，观察到了即可理解，并有助于与机械记忆的有机结合。为培养基础知识扎实、掌握现代医疗技能、人文素质强的医学人才打下基础。

本书的特点是内容简洁，条理清楚，并融合人文素质教育。使学生形成"以人为本"的医学观念，同时便于学生学习和辨认标本时的使用。且每次实验后配有实验报告，以进一步强化记忆和理解解剖结构的位置和形态。本书可供医学院校学生使用。

图书在版编目（CIP）数据

系统解剖学实习指导 / 陈胜国，阿地力江·伊明主编. —北京：科学出版社，2017.3

国家级实验教学示范中心·全国高等院校医学实验教学规划教材

ISBN 978-7-03-051977-1

Ⅰ. ①系…　Ⅱ. ①陈…　②阿…　Ⅲ. ①系统解剖学–高等学校–教材

Ⅳ. ①R322

中国版本图书馆 CIP 数据核字(2017)第 040315 号

责任编辑：张天佐　李国红／责任校对：刘亚琦
责任印制：徐晓晨／封面设计：陈　敬

科学出版社出版

北京东黄城根北街 16 号
邮政编码：100717
http://www.sciencep.com

北京虎彩文化传播有限公司 印刷
科学出版社发行　各地新华书店经销

*

2017 年 3 月第 一 版　　开本：787×1092　1/16
2018 年 1 月第二次印刷　　印张：6 1/4
字数：146 000

定价：27.00 元

（如有印装质量问题，我社负责调换）

前　言

　　人体解剖学是一门形态学，形态描述多、名词多、偏重于记忆是其特点，同时又是一门极具实践性的学科，是医学各学科的基础，如 CT、MRI、介入医学等先进诊疗手段的发展无不依赖于解剖学的发展。为了学好系统解剖学，必须采取适合系统解剖学实际特点的学习方法。本书根据系统解剖学实验大纲的要求，以系统解剖学最新版规划教材为基础，组织了有丰富教学和命题经验的专家参与编写，旨在帮助医学生和医务工作者学习系统解剖学。本书主要包括实验的目的要求、重点、难点、标本教具、实验操作要点及注意事项、辨认结构和实验报告 7 个方面内容。本书编写过程中参考了一些系统解剖学相关书籍和网络资料，在此表示衷心感谢。

　　由于水平有限，编写时间仓促，难免有不妥之处，望读者批评、指正。

编　者

2016 年 12 月

目　　录

实验注意事项

一、实验预习

1. 认真阅读实验指导，明确实验要点。
2. 根据实验内容复习有关理论知识。

二、实验过程

1. 模型、标本或尸体仍应依人体解剖学姿势进行描述。
2. 根据实验内容，结合教材并利用各种教具进行辨认及描述。
3. 分析解剖学名词的命名原则，注意其位置、形态和结构。
4. 做到四勤：

勤动脑——及时记忆，联系临床。

勤动眼——认真观察，加深印象。

勤动手——反复辨认，胸有成竹。

勤动口——相互学习，善于提问。

三、实验报告

1. 独立完成，不得互相抄袭。
2. 根据实验观察内容正确填图。
3. 认真思考、分析，及时做好作业。

实验 1　骨学总论、躯干骨

一、目的要求

1. 简述骨的一般形态、构造和功能。
2. 简述躯干骨的构成，辨认椎骨的一般形态，比较各部椎骨的形态特征。
3. 简述肋骨和胸骨的形态、结构、分部和功能。
4. 触摸躯干骨的体表标志。
5. 简述脊柱的组成、分部及生理弯曲。

二、重点

运动系统的组成及功能；骨的构造与其机能；各部椎骨的特点。

三、难点

寰椎、枢椎、骶骨的形态。

四、标本教具

（一）标本

1. 煅烧骨、脱钙骨、新鲜骨（动物）、骨架。
2. 各部颈椎、胸椎、腰椎、骶骨、尾骨（较难寻找）、肋骨、胸骨串在一起的完整骨性脊柱和胸廓。

（二）挂图

相关骨结构的挂图。

五、实验操作要点及注意事项

1. 介绍遗体捐献，在学习中形成爱护标本，养成尊重捐献者的良好意识。
2. 实验室内鼓励学生触摸标本，介绍辨认方法及学会分清骨的方位。
3. 教师先作示教，加强巡视，随时指导学生认识解剖结构。

六、辨认结构

（一）骨总论

骺（端）：长骨的两端膨大。
关节面：骺的表面有关节软骨附着，形成关节面。
骨干：长骨的体。
干骺端：骨干与骺相移行的部分。
骺软骨：幼年时长骨的干和骺之间的一层软骨。
髓腔：骨干内容纳骨髓的腔。
骺线：骺软骨骨化后遗留的线状痕迹。

骨密质：分布于长骨骨干及短骨、扁骨、不规则骨的表面，质地坚实致密。

骨松质：配布于骨的内部，呈海绵状。

骨膜（骨外膜）：除关节面外，覆于新鲜骨的表面。

骨内膜：骨髓腔和骨松质的网眼衬着的一层菲薄结缔组织膜。

红骨髓：成人分布于长骨的两端、短骨、扁骨和不规则骨的松质内。

黄骨髓：见于 5 岁以后的长骨骨干中（髓腔），含大量的脂肪组织。

颅顶骨的内板、外板：颅盖骨表层（内、外面）的骨密质，分别称外板和内板。

板障：颅盖骨内、外板之间的骨松质。

（二）躯干骨

1. 椎骨

（1）椎骨的一般结构

椎体：椎骨的短圆柱形前部。

椎弓：椎骨的弓形板状后部。

椎弓根：椎弓在椎体侧后方连接椎体的缩窄部分。

椎弓板：椎弓根向后内扩展变宽的部分。

椎上、下切迹：分别为椎弓根的上、下缘。

椎间孔：相邻椎骨的椎上切迹、椎下切迹与前方的椎体及椎间盘共同围成的孔。

椎孔：椎体与椎弓共同围成的孔。

椎管：由各椎孔贯通构成，容纳脊髓等。

上、下关节突：椎弓根与椎弓板结合处分别向上、下方的 1 对突起。

横突：椎弓板伸向两侧的突起。

棘突：椎弓正中向后的伸出部分。

（2）各部椎骨的形态特点

颈椎：**横突孔**内有椎动、静脉走行。

颈椎棘突：第 2～6 颈椎的棘突较短而且分叉。

椎体钩：第 3～7 颈椎椎体上面侧缘向上的突起。

寰椎：呈环形，没有椎体、棘突和关节突，由前弓、后弓和两个侧块构成。其他结构包括**上关节面**、**下关节凹**、**齿突凹**、**后结节**、**椎动脉沟**。

枢椎：椎体向上伸出的一**齿突**。

隆椎的棘突：棘突长，末端不分叉。

胸椎：椎体的后外侧上、下缘处有与肋头相接的半关节面分别称上、**下肋凹**。横突尖的前面有**横突肋凹**，多与肋结节形成关节。

胸椎棘突：棘突细长向后下方倾斜，呈叠瓦状排列。

腰椎棘突：呈板状，水平伸向后。

骶骨岬：骶骨底的前缘中份向前突出结构。

骶前孔、骶后孔：骶骨前面光滑微凹，有 4 对骶前孔；背面隆凸粗糙，有 4 对骶后孔。

横线：在骶前孔之间，是椎体融合的痕迹。

骶管：由骶椎椎孔连接成。

骶管裂孔：骶管下端的裂孔。

骶角：骶管裂孔两侧有向下的突出部。

骶正中嵴：骶骨背面正中线上的各部棘突融合。

骶粗隆：骶骨外侧部上份耳状面后方的骨面凹凸不平部位。

尾骨尖：尾骨下端的游离部。

2. 胸骨

胸骨柄：胸骨的上部，上宽下窄。

胸骨体：扁而长，两侧有与第2～7肋软骨形成关节的切迹。

剑突：位居左、右肋弓之间，形状多变，较薄且下端游离。

颈静脉切迹：在胸骨柄上缘中部的凹陷，左、右锁骨内侧端之间。

胸骨角：胸骨柄与胸骨体相连结处微向前凸的角，两侧接第2肋软骨。

3. 肋

肋头：肋骨后端的稍膨大部分。

肋颈：肋头向后外变细的部位。

肋结节：肋颈与体结合处后面的突起。

肋角：肋体后份由外向前下急转弯处。

肋沟：肋体内面下缘处的一浅沟。

前斜角肌结节：第1肋短小而弯曲，无肋角和肋沟，可分为上、下两面和内、外两缘；在近内缘前份处有前斜角肌附着形成的小结节称为前斜角肌结节。

七、实验报告

（一）填图题（图1、图2）

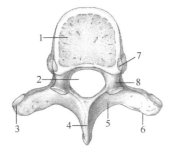

图1　胸椎上面观

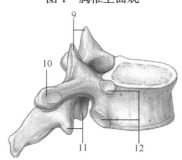

图2　胸椎侧面观

1.

2.

3.

4.

5.

6.

7.

8.

9.

10.

11.

12.

（二）绘图题

请绘出颈椎上面观，并标出以下结构

1. 椎体　2. 椎弓　3. 椎孔　4. 横突孔　5. 棘突　6. 上关节突

（三）名词解释

1. 骺线　2. 椎孔　3. 椎间孔　4. 骶管裂孔　5. 骶角　6. 岬（骶骨）　7. 板障

8. 胸骨角

实验 2 颅　　骨

一、目的要求

1. 简述脑颅骨和面颅骨的组成，描述各分离颅骨的特点。
2. 描述各颅骨的形态。
3. 辨识颅整体形态：指出颅底内面、颅底外面的结构。
4. 简述眶腔、翼腭窝、颞窝、颞下窝、鼻腔的构成和交通。

二、重点

各颅骨的名称、位置；眶、鼻腔、鼻旁窦、翼腭窝、颞窝、颞下窝的交通。

三、难点

蝶骨和筛骨的形态，颅底内面、外面观，眶和翼腭窝的交通。

四、标本教具

（一）标本

1. 分离颅骨：上颌骨、下颌骨、筛骨、蝶骨、颞骨等。
2. 分色颅底：含矢状面、水平面。
3. 整体颅骨、新生儿颅骨。
4. 水平面颅骨（颅底内面观、外面观）。
5. 矢状面颅骨。

（二）挂图

颅骨的挂图。

（三）模型

各分离颅骨模型。

五、实验操作要点及注意事项

1. 在实验室内完成，先示教性教学，再让学生以文字为依据、对照图谱在标本上逐一辨认，教师巡视指正并反复提问及介绍学习方法和方位应用。
2. 用手掌托住观察全颅；颅的眶内侧壁和鼻腔非常脆薄，禁用手指伸入眶内和鼻腔。
3. 颅的正中矢状面标本在鼻腔外侧壁处十分脆薄，应注意勿损坏。
4. 泪骨、下鼻骨、犁骨和舌骨非常小，注意勿损坏或丢失。

六、辨认结构

1. 各部颅骨

下颌体：呈弓状，分上、下两缘及内、外两面。

下颌底：下颌体的圆钝下缘。

牙槽弓：容纳下颌牙牙根的下颌体上缘。

牙槽：容纳牙根的部位。

颏隆凸：下颌体前正中的隆起。

颏孔：颏隆凸后外侧的孔，位于下颌第一、二前磨牙间的下方，或下颌第二前磨牙根的下方。

颏棘：内面中线处有一对尖锐突起。

下颌支：下颌骨伸向后上的部分。

下颌头：下颌支末端后方，髁突上端膨大有关节面的部分。

下颌颈：下颌头下方的稍细部分。

下颌切迹：下颌支末端的中间凹陷处。

冠突：下颌支末端前方的突起。

下颌小舌：下颌孔前缘伸向上后的骨突。

下颌孔：下颌支内面中央的开口。

下颌角：下颌支的后缘与下颌体的接合部，较肥厚。

咬肌粗隆：位于下颌角的外面。

翼肌粗隆：位于下颌角的内面。

筛板：分隔颅前窝与鼻腔的筛骨薄骨板。

筛骨垂直板：呈矢状位，由筛板正中向下伸出，参加构成鼻中隔上部。

筛骨迷路（筛窦）：位于筛板两侧的下方，由数个小腔组成，也称筛窦。

上、中鼻甲（筛骨）：迷路的内侧面有两片卷曲向内下方的薄骨片。

2. 颅底外面观

下颌窝：颞骨颧突根下方一椭圆形的深窝。

关节结节：下颌窝前缘的隆起。

外耳门：颅侧面观中部的一孔洞。

颈动脉管：是颈内动脉进入颅腔的管道。在颞骨岩部内弯曲形成一定角度，再经颈动脉管内口于破孔处离开颈动脉管内口进入颅内。

茎突：颈静脉窝的后外侧的细长突起。

颈静脉窝：颞骨岩部下面的深窝，参与构成颈静脉孔的前壁和外侧壁，容纳颈内静脉的起始部。

乳突：颞骨岩部肥厚的后份突起，位于外耳门后方。

乳突小房：颞骨乳突内的许多腔隙。

茎乳孔：位于茎突与乳突之间的小孔。

3. 颅前窝　由额骨眶部、筛骨筛板和蝶骨小翼构成。

盲孔：位于额嵴和鸡冠之间，时有静脉穿过，连接鼻腔和上矢状窦。

鸡冠：由筛板正中向上发出的三角形突起。

筛孔：筛板上的小孔。

4. 颅中窝 由蝶骨体及大翼、颞骨岩部等构成。中间狭窄，两侧宽。

蝶骨体：位居蝶骨中央，呈马鞍状，称蝶鞍，内含蝶窦，向前开口于鼻腔。

垂体窝：蝶骨体上面的凹陷。

视神经管：位于垂体窝前外侧有一骨管，通入眶腔。

前床突：视神经管管口外侧向后方的突起。

鞍结节（中床突）：垂体窝前方的横脊。鞍结节后外侧两侧有时各有一小突起，为中床突。

鞍背：垂体窝后方横位的骨隆起。

后床突：鞍背两侧角向上的突起。

蝶鞍：蝶骨体上面呈马鞍状的结构，包括鞍结节、垂体窝、鞍背和后床突。

颈动脉沟：蝶鞍两侧的浅沟。

眶上裂：蝶骨大翼和小翼之间的细长裂缝。

破裂孔：颈动脉沟后端的孔。

颈动脉管内口：颞骨岩部尖端的开口。

圆孔、卵圆孔、棘孔：蝶鞍两侧，由前内向后外，依次有圆孔、卵圆孔和棘孔。

脑膜中动脉沟：自棘孔向外上方走行的浅沟。

弓状隆起：位于颅中窝，三叉神经压迹后外侧，颞骨岩部内面的圆形突起。

鼓室盖：弓状隆起与颞鳞之间的薄骨板，下方为中耳的鼓室。

三叉神经压迹：位于颅中窝，颞骨岩部尖端的一浅窝，有时不完整。

5. 颅后窝 主要由枕骨和颞骨岩部后面构成。

内耳门：颞骨岩部后面有向前内的开口。

内耳道：内耳门至颞骨岩部内的通道。

枕骨大孔：位于颅后窝中央的一大孔。

斜坡：枕骨大孔前上方的平坦斜面，由枕骨基底部、蝶骨体后部和鞍背构成。

舌下神经管内口：枕骨大孔前外缘上的小孔。

枕内隆突：枕骨大孔后上方的一"十"字形隆起的交会处。

横窦沟：枕内隆凸向两侧的横行凹槽。

乙状窦沟：横窦沟继续转向前下内的改称。

颈静脉孔：乙状窦沟末端的终于部位，由颞骨的颈静脉切迹和枕骨围成。

6. 颅前面观

眶：呈尖向后的四棱锥体形，借视神经管通颅腔；底向前，形成四边形眶缘，眶上缘有眶上切迹或眶上孔；眶下缘下方有眶下孔。

眶上孔（眶上切迹）：位于眶上缘内、中 1/3 相交处。

眶下孔：位于眶下缘中点下约 8.7mm 处的一小孔。

泪囊窝：位于眶内侧壁前下份的一长圆形窝，容纳泪囊。

鼻泪管：是连接泪囊窝和下鼻道的管道。

泪腺窝：眶上壁前外侧的一深窝，容纳泪腺。

视神经管：位于眶尖处，蝶骨小翼与蝶骨体结合处的一开口部位。

眶下裂：眶下壁上的一裂缝，由蝶骨大翼和上颌骨的眶突围成。

骨性鼻腔：位于面颅中央，口腔之上，两侧为筛窦、上颌窦和眶，前方有梨状孔，后方有鼻后孔，筛骨垂直板和犁骨组成骨性鼻中隔将鼻腔分成两半。

上、中、下鼻甲：骨性鼻腔外侧壁由上而下薄而卷曲的骨片。

上、中、下鼻道：上、中、下鼻甲下方相应的鼻道。

蝶筛隐窝：上鼻甲后上方与蝶骨之间的间隙。

7. 颅侧面观

颧弓：位于外耳门前方，由颞骨的颧突和颧骨的宽阔颞突结合而成。颧弓将颅侧面分为上方的颞窝和下方的颞下窝。

颞线：起自额骨与颧骨相接处，弯向上后，经额骨、顶骨，再转向下前达乳突根部。为颞窝的上界。颞线在额骨处分为上下两支，分别称为上颞线、下颞线。

颞窝：颧弓上方的大窝，为颞肌的附着部位。

颞下窝：位于颧弓平面以下，是上颌骨体和颧骨后方的不规则间隙。

翼点：颞窝前下部较薄，额、顶、颞、蝶骨的"H"形汇合处。

翼上颌裂：位于眶下裂后方，蝶骨翼突外侧板和上颌骨之间。

翼突：位于蝶骨下面，由大翼根部向下伸出，向后形成翼突内侧板和翼突外侧板。

翼腭窝：为上颌体、蝶骨翼突和腭骨之间的狭窄间隙。

8. 颅后上面观

枕外隆凸：枕鳞中央的最突出部分。

上、下项线：枕外隆凸向两侧的弓形骨嵴称上项线，其下方有与上项线平行的下项线。

人字缝：两侧顶骨与枕骨连接成人字缝。

矢状缝：两侧顶骨连接为矢状缝。

冠状缝：额骨与两侧顶骨连接处。

9. 鼻旁窦 位于鼻腔周围的上颌骨、额骨、蝶骨及筛骨内含气的空腔。

额窦：左右各一，位于眉弓深面，窦口向后下，开口于中鼻道前部。

筛窦：也称筛小房，即筛骨迷路中数个空泡（筛泡），呈蜂窝状，分 3 群：前、中筛窦开口于中鼻道，后筛窦开口于上鼻道。

上颌窦：最大，位于上颌骨体内，开口于中鼻道，顶为眶下壁，底为上颌骨牙槽突，前壁有尖牙窝，内侧壁即鼻腔外侧壁，借上颌窦裂孔通中鼻道。

蝶窦：位于蝶骨体内也有隔分开，多不对称，向前分别开口于左、右蝶筛隐窝。

10. 新生儿颅骨特征

颅囟：新生儿颅顶各骨间的结缔组织膜连结。

前囟（额囟）：最大的菱形颅囟，位于矢状缝与冠状缝相接处。

后囟（枕囟）：呈三角形，位于矢状缝与人字缝相交处。

前外侧囟（蝶囟）：位于顶骨的前下角处。

后外侧囟（乳突囟）：位于顶骨的后下角处。

七、实验报告

（一）填图题（图3）

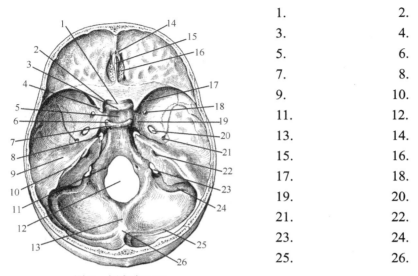

图3　颅底内面观

1.	2.
3.	4.
5.	6.
7.	8.
9.	10.
11.	12.
13.	14.
15.	16.
17.	18.
19.	20.
21.	22.
23.	24.
25.	26.

（二）绘图题

请绘出下颌骨，并标示以下结构

1. 下颌头　2. 下颌切迹　3. 下颌孔　4. 髁突　5. 咬肌粗隆

（三）名词解释

1. 骨性鼻旁窦　2. 下颌角　3. 蝶鞍　4. 颅囟　5. 翼点　6. 蝶筛隐窝

实验 3　上、下肢骨

一、目的要求

1. 阐明上肢各骨的形态、特征性结构，简述上肢骨的组成、分部、排列。
2. 阐明下肢各骨的形态、特征性结构，简述下肢骨的组成、分部、排列。
3. 简述腕骨、掌骨和指骨的名称、位置和排列。
4. 简述跗骨、跖骨和趾骨的名称、位置和排列。
5. 通过学习上肢骨的形态特点，理解运动灵活性。
6. 通过学习下肢骨的形态特点，解释下肢运动的牢固性、稳定性。
7. 触摸上、下肢骨的体表标志。

二、重点

锁骨、肩胛骨、肱骨、尺骨、桡骨、髋骨、股骨、胫骨、腓骨、髌骨的位置与形态特点。

三、难点

髋骨、肩胛骨的位置与形态特点。

四、标本教具

（一）标本

1. 上、下肢诸骨。
2. 完整手骨。
3. 完整骨盆。
4. 完整足骨。

（二）挂图

上、下肢骨的挂图。

五、实验操作要点及注意事项

在实验室内完成，先示教性教学，再让学生以文字为依据、对照图谱在标本上逐一辨认，教师巡视指正并反复提问及介绍学习方法和方位应用。

六、辨认结构

（一）上肢骨

锁骨：位于胸廓前上方，呈"∽"字形，内侧端膨大为**胸骨端**，借关节面与胸骨的锁切迹相关节。外侧端略扁为**肩峰端**，与肩胛骨的肩峰相关节。

肩胛下窝：与胸廓相对的肩胛骨前面的一大浅窝。

肩胛冈：是肩胛骨背面斜向外上方走行并逐渐隆起的骨嵴。

冈上窝和冈下窝：肩胛冈将肩胛骨背面分为上小下大的两个浅窝。

肩峰：肩胛冈的高耸外侧端，其内侧缘关节面与锁骨肩峰端构成肩锁关节。

肩胛切迹：肩胛骨上缘靠近喙突根部的一凹陷，与肩胛上横韧带围成一孔，内有肩胛上神经通过。

喙突：肩胛切迹外侧向前的指状突起。

肩胛骨上角、下角：上角为上缘和脊柱缘汇合处，平对第 2 肋。下角为脊柱缘和外侧缘汇合处，平对第 7 肋或第 7 肋间隙为计数肋的标志。

关节盂：是肩胛骨外侧角的梨形光滑关节面，与肱骨头构成肩关节。

肩胛颈：肩胛骨外侧角有点变窄的部位。

盂上结节、盂下结节：关节盂上、下方各有一粗糙隆起，分别称盂上、下结节。

肱骨头：肱骨上端向上后内方突出的半球形膨大。

解剖颈：肱骨头下方的稍细部位。

大结节、小结节：肱骨头分别向外侧和前方的隆起。

大结节嵴、小结节嵴：由大、小结节向下延续的骨嵴，分别为大结节嵴、小结节嵴。

结节间沟：大、小结节及嵴之间的纵沟。

外科颈：肱骨上端与体的移行处，较易发生骨折。

三角肌粗隆：肱骨体的中部前外侧面上的粗糙隆起。

桡神经沟：肱骨体的后面中部有一条自内上斜向外下的浅沟。

肱骨小头：肱骨下端外侧的半球形部位。

肱骨滑车：肱骨下端内侧部较大的滑车状结构。

冠突窝、桡窝：肱骨下端前面在滑车上方有冠突窝，肱骨小头上方有桡窝。

鹰嘴窝：滑车后面上方一凹陷。

肱骨外上髁、内上髁：肱骨下端的外、内侧面各有一结节样隆起称外上髁和内上髁。

尺神经沟：肱骨内上髁后面纵行的浅沟。

桡骨头：桡骨上端的扁圆形膨大。

桡骨颈：桡骨头下方的缩细部位。

桡骨粗隆：桡骨颈内下方的一粗糙隆起。

茎突：桡骨下端外侧向下的突出。

滑车切迹：尺骨上端前面的一半圆形深凹。

鹰嘴：滑车切迹后上方的突起。

冠突：滑车切迹前下方的突起。

尺骨粗隆：冠突下方的粗糙隆起。

尺骨头：尺骨的下端的球形膨大。

尺骨茎突：由尺骨头内后方向下伸出的突起。

腕骨：8 块短骨，分为近、远侧两列，每列各 4 块，均以其形状命名。

掌骨：属于长骨，5 块。由桡侧向尺侧依次为第 1～5 掌骨。

指骨：属于长骨，共 14 块。拇指有 2 节，分别为近节和远节指骨，其余各指为 3 节，分别为近节指骨、中节指骨和远节指骨。

（二）下肢骨

髂骨：位于髋骨的后上部，分为肥厚的髂骨体和扁阔的髂骨翼。

髂骨体：位于髂骨的下部，参与构成髋臼后上 2/5。

髂骨翼：髂骨宽阔的上部，构成大骨盆的两侧界。

髂窝：髂骨翼的内面凹陷处。

弓状线：髂窝下界的圆钝骨嵴。

髂嵴：髂骨翼弓形的肥厚上缘。

髂前上棘：髂嵴的前端。

髂后上棘：髂嵴的后端。

髂结节：髂前上棘向后 5～7 cm 处，髂嵴较厚且向外突出处。

髂前下棘、**髂后下棘**：在髂前上棘和髂后上棘的下方各有一薄锐突起，分别为髂前下棘和髂后下棘。

坐骨：位于髋骨的后下部，分为坐骨体及坐骨支两部分。

坐骨体：构成髋臼的后下 2/5 和小骨盆的侧壁。

坐骨棘：坐骨体后缘有一向后伸出的三角形骨突。

坐骨小切迹：坐骨棘下方有坐骨小切迹。

坐骨大切迹：坐骨棘与髂后下棘之间的弧形凹陷。

坐骨支：坐骨体向下延续为坐骨上支，继而转折向前内方为坐骨下支。

坐骨结节：坐骨上、下支移行处为坐骨结节。

耻骨：位于髋骨的前下部，分体和上、下两支。

髂耻隆起：耻骨与髂骨体的结合处上缘的粗糙隆起骨面。

耻骨上支、**耻骨下支**：耻骨体向前下内伸出耻骨上支，继而以锐角转折向下外方形成耻骨下支。

耻骨联合面：耻骨上、下支移行处内侧的椭圆形粗糙面。

耻骨梳：耻骨上支上缘的一锐利骨嵴，向后移行于弓状线。

耻骨结节：耻骨梳向前终止部位。

耻骨嵴：耻骨结节内侧的骨嵴。

闭孔：由坐骨和耻骨围成的孔。

髋臼：由髂骨、坐骨、耻骨三骨的体合成。

髋臼窝：髋臼中央未形成关节面的部分。

月状面：髋臼内月形的关节面。

髋臼切迹：髋臼边缘下部的缺口。

股骨头：股骨上端朝向内上方呈球形的膨大，与髋臼相关节。

股骨头凹：股骨头中央稍下的小凹陷。

股骨颈：股骨头外下方的较细部位。

大转子：颈、体交界处上外侧的方形隆起。

小转子：颈、体交界处内下方的隆起。

转子间线、**转子间嵴**：大、小转子间，前面有转子间线，后面有转子间嵴。

粗线：股骨体后面的一纵行骨嵴。

臀肌粗隆：粗线可分内侧、外侧两唇，此线上端分叉，向上外延续的粗糙骨面。

股骨内侧髁和外侧髁：股骨下端为两个膨大的隆起，向后方卷曲，分别为内、外侧髁。

股骨内上髁和外上髁：股骨内、外侧髁的内、外侧面各有一粗糙隆起，分别为内、外上髁。

髁间窝：内、外侧髁之间稍后方的部位。

收肌结节：内上髁上方的一三角形小突起。

胫骨内侧髁、胫骨外侧髁：胫骨上端膨大，向两侧突出，形成内侧髁和外侧髁。

髁间隆起：胫骨内、外侧髁之间的骨面隆凸。

胫骨粗隆：胫骨上端前面的隆起。

胫骨前缘：为锐利的前嵴，由皮肤表面可以扪到。

比目鱼肌线：胫骨体后面上份斜向下内的线状突起。

内踝：胫骨下端稍膨大，内下方的突起。

腓骨头：腓骨上端稍膨大处。

腓骨颈：腓骨头下方缩细部位。

外踝：腓骨下端的稍膨大部。

跗骨：属短骨，7 块。位于足骨的近侧，相当于手的腕骨，分前、中、后三列。后列包括上方的**距骨**和下方的**跟骨**；中列为位于距骨前方的**足舟骨**；前列为**内侧楔骨**、**中间楔骨**、**外侧楔骨**及跟骨前方的**骰骨**。

跖骨：5 块，由内向外依次为第 1～5 跖骨，形状和排列大致与掌骨相当，但比掌骨粗大。

趾骨：共 14 块。蹬趾为 2 节，其余各趾为 3 节。

跟结节：跟骨后端的隆突。

舟骨粗隆：舟骨内下方的隆起。

第 5 跖骨粗隆：第 5 跖骨底向后的突出。

七、实验报告

（一）填图题（图 4、图 5）

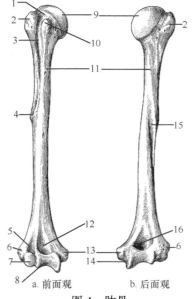

1.	2.
3.	4.
5.	6.
7.	8.
9.	10.
11.	12.
13.	14.
15.	16.

图 4　肱骨

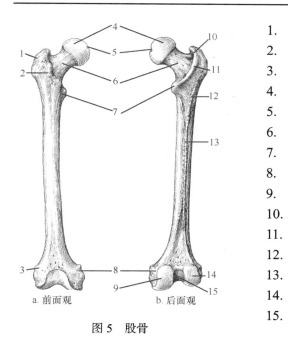

a. 前面观   b. 后面观

图 5　股骨

1.
2.
3.
4.
5.
6.
7.
8.
9.
10.
11.
12.
13.
14.
15.

（二）绘图题

请绘出髋骨，并标示以下结构

1. 髂嵴　2. 髂结节　3. 髂前上棘　4. 坐骨棘　5. 耻骨嵴　6. 耻骨结节　7. 髂后上棘　8. 髂窝　9. 耻骨联合面　10. 坐骨结节　11. 坐骨大切迹　12. 闭孔

（三）名词解释

1. 桡神经沟　2. 尺神经沟　3. 肱骨外科颈　4. 腓骨颈

实验4 骨 连 结

一、目的要求

1. 通过观察躯干各骨之间的连结，分析、解释脊柱的运动、胸廓的运动。
2. 简述颞下颌关节的组成，辨认颅骨主要的连结形式——缝。
3. 说明胸锁关节和肩锁关节的组成、结构特点和运动方式。
4. 说明并简述肩关节、肘关节、桡腕关节、桡尺关节的组成、结构特点和运动方式。
5. 简述手骨间连结的关节名称、类型和运动方式。
6. 简述拇指腕掌关节的特点及功能意义。
7. 观察下肢带骨、自由下肢骨的连结；依据下肢骨连结，分析下肢适合运动与承重的形态学特征。

二、重点

滑膜关节（关节）的基本结构与辅助结构的名称、位置、功能意义。椎体间的连结、椎间盘的形态结构特点及其功能意义。胸廓、骨盆的组成，各径的差异。肩、肘、腕、髋、膝、踝关节的组成、结构特点和运动。

三、难点

关节的类型；关节沿不同轴所做的运动；颞下颌关节；膝关节。

四、标本教具

（一）标本

1. 下颌关节：①完整关节囊；②切开关节囊。
2. 新生儿颅：显示额囟与枕囟（取材为胎儿）。
3. 胸廓（显示肋与椎骨及肋与胸骨的连结）。
4. 完整脊柱（示生理弯曲及前纵韧带）。
5. 脊柱一段（示后纵韧带、黄韧带、椎间盘、棘上韧带、棘间韧带）。
6. 上肢带骨的连结、下肢带骨的连结。
7. 肩关节、肘关节、腕关节、手关节（完整、切开关节囊）。
8. 骨盆（触摸标本示坐骨大、小孔及韧带）。
9. 髋关节、膝关节、踝关节（完整、切开关节囊）。
10. 足弓（触摸标本）。

（二）挂图

各部关节挂图。

五、实验操作要点及注意事项

1. 要求爱护教具，教师强调构成关节的基本结构与辅助结构在保持关节的完整性与功能中作用。

2. 各关节的基本结构与辅助结构的组成及功能。

3. 肩关节与髋关节、肘关节与膝关节在结构及功能上的异同。

六、辨认结构

（一）躯干骨的连结

1. 脊柱

椎间盘：是椎体与椎体之间的纤维软骨盘，共 23 个。由中央的髓核和周边的纤维环构成。

髓核：椎间盘中央柔软而富有弹性的胶状物质，为胚胎时脊索的残留物。

纤维环：椎间盘周围以同心圆排列的多层纤维软骨环。

前纵韧带：位于椎体前面的一条纵行纤维束，宽而坚韧，上起自枕骨大孔前缘骨表面，下达第 1 或第 2 骶椎椎体。

后纵韧带：位于椎管内椎体后面的一条韧带，窄而坚韧。起自枢椎，向下至骶管，与椎间盘纤维环及椎体上、下缘紧密相连，而与椎体结合较为疏松。

棘上韧带：是连结胸、腰、骶椎各棘突尖之间的纵行韧带。

棘间韧带：连结于相邻棘突间的薄层纤维。

黄韧带：为连结于相邻两椎弓板间的韧带，由弹性纤维构成。

横突间韧带：是位于相邻椎骨横突间的纤维索。

关节突关节：由相邻椎骨的上、下关节突构成，属平面关节。

寰枕关节：由寰椎侧块的上关节凹与相应的枕骨髁突构成的联合关节。

寰枢关节：包括 3 个独立的关节，即由寰椎下关节凹和枢椎上关节突构成的两个寰枢外侧关节以及由枢椎齿突与寰椎前弓后面的关节面和寰椎横韧带之间构成的寰枢正中关节。

脊柱前面观：从前面观察脊柱，椎体从上而下逐渐加宽，这与承重不断增加有关。

脊柱侧面观：成人脊柱有颈、胸、腰、骶 4 个生理性弯曲，其中颈曲和腰曲凸向前，胸曲和骶曲凸向后。

脊柱后面观：各部棘突后伸的方向不一致，其中颈、腰部棘突近于水平，而胸部棘突向后下倾斜，相互呈叠瓦状。

2. 胸廓的连结

肋椎关节：为肋后端与胸椎之间构成的关节。

肋头关节：由肋头与椎体肋凹组成，多数肋头关节内有韧带将关节分成上、下两部分，第 1、11 和 12 肋头关节则无这种分隔。

肋横突关节：由肋结节关节面和相应的横突肋凹构成。

胸肋关节：由第 2～7 肋软骨与胸骨相应的肋切迹构成的微动关节。

胸廓上口、胸廓下口：胸廓上口较小，为后高前低的斜面，由第 1 胸椎、第 1 肋和胸骨柄上缘围成，胸骨柄上缘约平对第 2 胸椎椎体下缘。胸廓下口宽大，前高后低，由第 12 胸椎、第 12、11 肋及肋弓、剑突围成。

肋弓：第 8～10 肋软骨的前端依次与上位肋软骨形成软骨间连结形成。

胸骨下角：两侧肋弓的夹角。

剑肋角：剑突将胸骨下角分成左、右剑肋角。

（二）颅骨的连结

颞下颌关节：由下颌骨的下颌头与颞骨的下颌窝和关节结节构成。关节囊松弛，囊外由外侧韧带加强。囊内有关节盘，其周缘与关节囊相连，将关节腔分为上、下两部分。

（三）上肢骨的连结

1. 上肢带连结

胸锁关节：由锁骨胸骨端与胸骨的锁切迹及第 1 肋软骨的上面构成。

肩锁关节：由锁骨的肩峰端与肩峰的关节面构成，属于平面关节。

喙肩韧带：为三角形的扁韧带，连结于喙突与肩峰之间。

喙肩弓：喙肩韧带、喙突与肩峰形成喙肩弓，架于肩关节上方。

2. 自由上肢骨连结

肩关节：由肱骨头与肩胛骨的关节盂构成。

肱二头肌长头腱：起于盂上结节，行于关节囊内，经结节间沟离开关节囊，其在关节囊内的一段肌腱被滑膜包裹。

肘关节：是由肱骨下端与桡、尺骨上端构成的复合关节，它包括三个关节。

桡侧副韧带：位于囊的桡侧，由肱骨外上髁向下扩展，止于桡骨环状韧带。

尺侧副韧带：位于囊的尺侧，由肱骨内上髁向下呈扇形扩展，止于尺骨滑车切迹内侧缘。

桡骨环状韧带：桡骨头周围的关节囊纤维层增厚形成，它附于尺骨桡切迹的前、后缘，与桡切迹共同组成一骨纤维环。

前臂骨间膜：为连结于桡尺两骨的骨间嵴之间一长而宽的坚韧结缔组织膜，在前臂近侧端此膜缺如。

桡腕关节：由桡骨下端的关节面和尺骨头下方的**关节盘**为关节窝，手舟骨、月骨、三角骨的近侧面为关节头构成。

腕骨间关节：为腕骨之间的连结。

腕掌关节：由远侧列腕骨与 5 个掌骨底构成。

掌骨间关节：是第 2～5 掌骨底相互之间的平面关节，其关节腔与腕掌关节腔交通，只能作轻微滑动。

掌指关节：由掌骨头与近节指骨底构成，共 5 个。

指骨间关节：共 9 个。

（四）下肢骨的连结

1. 下肢带连结

骶髂关节：由骶骨和髂骨的耳状面构成，关节面凹凸不平，彼此结合十分紧密。其前、后面分别有骶髂前、后韧带加强。

骶结节韧带：起于骶尾骨的侧缘，集中附于坐骨结节内侧缘。

骶棘韧带：较细，呈三角形，位于骶结节韧带的前方，起自骶尾骨侧缘，纤维向外侧附于坐骨棘。

坐骨大孔：骶结节韧带、骶棘韧带与坐骨大切迹围成的孔。

坐骨小孔：骶结节韧带、骶棘韧带与坐骨小切迹围成的孔。

耻骨联合：由左、右髋骨的耻骨联合面借纤维软骨构成的耻骨间盘连结而成。耻骨间盘中常存在一矢状位的裂隙。

耻骨上韧带、**耻骨弓状韧带**：在耻骨联合的上、下方分别有连结两侧耻骨的耻骨上韧带和耻骨弓状韧带。

骨盆：是由骶骨、尾骨和两侧髋骨及其连结构成。骨盆被骶骨的岬、弓状线、耻骨梳、耻骨结节和耻骨联合上缘所围成的**界线**分为上方的**大骨盆**和下方的**小骨盆**。

小骨盆上、下口：**小骨盆上口**为界线，**小骨盆下口**由尾骨尖、骶结节韧带、坐骨结节、坐骨支、耻骨支和耻骨联合下缘围成。

骨盆腔：小骨盆上、下两口之间的腔。

耻骨弓：由两侧坐骨支、耻骨下支连成。

耻骨下角：两侧坐骨支、耻骨下支之间的夹角。

2. 自由下肢骨连结

髋关节：由髋臼和股骨头构成。

髂股韧带：位于髋关节囊前壁，起于髂前下棘，呈"人"字形向外下止于转子间线。

坐股韧带：位于关节囊后壁，起自坐骨体，斜向外上与关节囊融合，止于大转子根部。

耻股韧带：位于关节囊内侧壁，自耻骨上支向外下融合于关节囊的前下壁。

股骨头韧带：为关节囊内韧带，连结于股骨头凹和髋臼横韧带之间，有滑膜包裹，内含营养股骨头的血管。

股骨颈与关节囊的关系：关节囊坚厚，在前壁包绕股骨颈的全长，而后壁仅包绕股骨颈内侧 2 / 3（故股骨颈骨折有囊内和囊外之分）。

膝关节：由股骨和胫骨的内、外侧髁及髌骨构成。

髌韧带：位于关节囊的前下方、髌骨下缘与胫骨粗隆之间，是股四头肌肌腱的下续部分。

胫侧副韧带：由关节囊内侧份的纤维层增厚形成，呈扁带状，从股骨的内上髁至胫骨的内侧踝，与内侧半月板边缘的中份紧密相连。

腓侧副韧带：位于关节囊的外侧，是一独立的圆索状纤维束，从股骨的外上髁至腓骨头，与关节囊之间留有间隙。

腘斜韧带：位于关节囊后壁，起自胫骨内侧髁，斜向外上方，与关节囊融合，止于股骨外上髁。

前交叉韧带：连于胫骨髁间隆起的前方与股骨外侧髁的内侧面之间。

后交叉韧带：连于胫骨髁间隆起后方与股骨内侧髁外侧面。

内侧半月：较大，呈"C"形，周缘中份与胫侧副韧带紧密相连。

外侧半月板：较小，近似"O"形，周缘与腓侧副韧带不连接。

踝关节：由胫、腓骨的下端与距骨滑车构成，主要可作背屈和跖屈的运动，在踝关节高度跖屈时，还可作轻度的侧方运动。

内侧韧带（又称三角韧带）：较坚韧，上起于内踝，其纤维向下呈扇形展开，止于足舟骨、距骨和跟骨。

外侧韧带：有三条独立的韧带，较薄弱，前为距腓前韧带，中为跟腓韧带，后为距腓后韧带。三条韧带均起自外踝，分别向前、向下、向后内，止于距骨、跟骨。

跗骨间关节：跗骨间的关节数目较多，重要的有距跟关节、距跟舟关节和跟骰关节。

跗跖关节：由 3 块楔骨和骰骨与 5 个跖骨底连结而成，属平面关节，活动甚微。

跖骨间关节：是跖骨底相对面之间构成的关节，连结紧密，活动极微。

跖趾关节：由跖骨小头与第 1 节趾骨底构成，属椭圆关节。

趾骨间关节：是各趾骨间相邻的两节趾骨之间的关节。

足弓：跗骨和跖骨连成的凸向上的弓称为足弓。分为前后方向上的内、外侧纵弓和内外方向上的横弓。横弓由骰骨、三块楔骨和跖骨构成。

七、实验报告

（一）填图题（图 6）

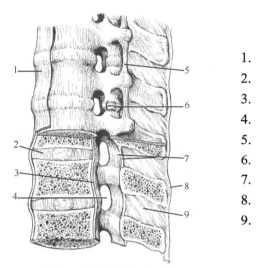

1. _____

2. _____

3. _____

4. _____

5. _____

6. _____

7. _____

8. _____

9. _____

图 6 椎骨连接矢状面

（二）绘图题

请绘出滑膜关节基本和辅助结构：

1. 关节面 2. 纤维膜 3. 滑膜 4. 关节腔 5. 囊外韧带

请绘髋关节冠状面：

1. 股骨头韧带 2. 髋臼唇 3. 关节囊 4. 髋臼横韧带 5. 关节腔

（三）名词解释

1. 坐骨大孔 2. 坐骨小孔 3. 足弓 4. 界线

（四）问答题

1. 作腰椎穿刺如何确定第 4 腰椎棘突？按顺序写出穿刺针进入椎管的层次（结构）。

2. 骨盆上、下口各由哪些结构围成？女性骨盆有哪些特点？

3. 简述肩、肘、腕、髋、膝、踝各关节的构成、特点和运动。

实验 5 肌 学

一、目的要求

1. 简述躯干肌的分部、名称、位置和层次；简述背浅肌及竖脊肌的位置、外形、起止和作用。

2. 简述胸固有肌的位置、起止和作用；简述膈的位置、外形、孔裂和作用；简述胸上肢肌的位置、起止和作用。

3. 描绘腹肌的位置、形态特点、起止和作用。

4. 简述咀嚼肌的位置、起止和作用；简述表情肌的配布特点；简述胸锁乳突肌、斜角肌的位置、起止和作用；简述舌骨上、下肌群位置与作用。

5. 简述三角肌、臂肌的位置、作用；简述旋前、旋后肌的位置、作用；了解肩带肌、臂肌、前臂肌、手肌的位置和作用。

6. 简述臀大肌、梨状肌的位置、起止和作用；简述股前、内侧、后群肌、小腿前、后、外侧群肌的位置和作用；了解髋肌（后群肌）、足肌的位置和作用。

7. 触摸体表标志肌。

二、重点

肌的起止、配布和作用；肌的辅助装置；咬肌、颞肌的位置、起止和作用；胸锁乳突肌、斜角肌间隙；膈结构特点和主要作用；四肢肌各群的分布规律、作用。

三、难点

肌的起止、配布和作用；胸锁乳突肌、背阔肌、膈肌、肋间肌等作用；腹直肌鞘；腹股沟管。

四、标本教具

（一）标本

1. 不同形态的肌。

2. 头、面肌。

3. 颈肌、背肌、胸肌、腹肌、膈肌。

4. 完整上肢肌（或局部）。

5. 完整下肢肌（或局部）。

（二）挂图

头、颈、背、胸、膈、腹肌、上肢肌和下肢肌挂图。

五、实验操作要点及注意事项

1. 首先介绍肌的辨认方法。

2. 仔细观察躯干肌的起止及其纤维排列与功能关系。

六、辨认结构

（一）头肌

颅顶肌：宽而薄，左右各一块，由前后两个肌腹和中间的帽状腱膜构成。额部皮下称额腹，枕部皮下称枕腹。

颊肌：位于面颊深部，紧贴口腔侧壁。

眼轮匝肌：呈扁椭圆形，位于睑裂周围，分眶部、睑部、泪囊部。

口周围肌：结构上高度分化，形成复杂的肌群，包括辐射状肌和环形肌。如颊肌，称口轮匝肌。

咬肌：起自颧弓的下缘和内面，纤维斜向后下止于下颌支和下颌角的外面。

颞肌：起自颞窝，肌束扇形向下汇聚，经颧弓的深面，止于下颌骨的冠突。

翼内肌：起自翼窝，向下外止于下颌角的内面。

翼外肌：在颞下窝内，起自蝶骨大翼的下面和翼突的外侧，向外止于下颌颈。

（二）颈肌

颈肌：可依其所在位置分为颈浅肌及颈外侧肌、颈前肌和颈深肌 3 群。

颈阔肌：位于颈部浅筋膜中，薄而宽阔，起自胸大肌和三角肌表面的筋膜，向上内止于口角、下颌骨下缘及面部皮肤。

胸锁乳突肌：位于颈部两侧皮下，起自胸骨柄前面和锁骨的胸骨端，两头汇合斜向后上方，止于颞骨的乳突。

舌骨上肌群：二腹肌、下颌舌骨肌、茎突舌骨肌、颏舌骨肌。

舌骨下肌群：肩胛舌骨肌、胸骨舌骨肌、胸骨甲状肌、甲状舌骨肌。

前斜角肌、中斜角肌和后斜角肌：各肌均起自颈椎横突，其中前、中斜角肌止于第 1 肋，后斜角肌止于第 2 肋。

斜角肌间隙：前、中斜角肌与第 1 肋之间的空隙，有锁骨下动脉和臂丛通过。

（三）躯干肌

斜方肌：位于项部和背上部的浅层，起自上项线、枕外隆凸、项韧带、第 7 颈椎和全部胸椎的棘突，止于锁骨的外侧 1/3 部分、肩峰和肩胛冈。

背阔肌：位于背下半部及胸后外侧，以腱膜起自下 6 个胸椎的棘突、全部腰椎的棘突、骶正中嵴及髂嵴后部等处，肌束向外上方集中，以扁腱止于肱骨小结节嵴。

肩胛提肌：位于项部两侧、斜方肌的深面，起自上 4 个颈椎的横突，止于肩胛骨的上角。

菱形肌：位于斜方肌的深面，起自第 6、7 颈椎和第 1～4 胸椎的棘突，止于肩胛骨的内侧缘。

竖脊肌：又称骶棘肌，位于脊柱两侧的沟内，起自骶骨背面和髂嵴的后部，沿途止于椎骨和肋骨，向上可到达颞骨乳突。

胸大肌：覆盖胸廓前壁的大部，起自锁骨的内侧半、胸骨和第 1～6 肋软骨等处，止于肱骨大结节嵴。

胸小肌：位于胸大肌深面，起自第 3～5 肋骨，止于肩胛骨的喙突。

前锯肌：位于胸廓侧壁，以数个肌齿起自上 8 个或 9 个肋骨，肌束经肩胛骨的前方，止于肩胛骨内侧缘和下角。

肋间外肌：共 11 对，位于各肋间隙的浅层，起自上位肋骨下缘，肌束斜向前下，止于相邻下一肋骨的上缘。

肋间内肌：位于肋间外肌的深面，起自下位肋骨的上缘，止于相邻上位肋骨的下缘。

腹直肌：位于腹前壁正中线的两旁，居腹直肌鞘中，起自耻骨联合和耻骨嵴，肌束向上止于胸骨剑突和第 5～7 肋软骨的前面。

腹直肌鞘：由腹外侧壁 3 块扁肌的腱膜包绕腹直肌构成。

腱划：分隔腹直肌的几个结缔组织束。

弓状线：在脐以下 4～5 cm 处，腹直肌鞘的后层由于腱膜中断而形成一凸向上方的弧形分界线。

白线：位于腹前壁正中线上，上起自剑突，下止于耻骨联合，为左右腹直肌鞘之间的隔。

腹外斜肌：位于腹前外侧部的浅层，以 8 个肌齿起自下 8 个肋骨的外面，肌纤维斜向前下，后部肌束向下止于髂嵴前部，其肌束向内移行于腱膜，经腹直肌的前面，终于白线。

腹内斜肌：在腹外斜肌深面，起于胸腰筋膜、髂嵴和腹股沟韧带的外侧 1/2，后部肌束止于下位 3 个肋骨，大部分肌束向前上方延续为腱膜，参与构成腹直肌鞘的前层及后层，终于白线。

腹横肌：在腹内斜肌深面，起自下 6 个肋软骨的内面、胸腰筋膜、髂嵴和腹股沟韧带的外侧 1/3，肌束横行向前延续为腱膜，腱膜越过腹直肌后面止于白线。

腰方肌：位于腹后壁的脊柱两侧，内侧有腰大肌，后方有竖脊肌。

膈：为穹隆形的阔肌，位于胸、腹腔之间。可分为 3 部：胸骨部起自剑突后面；肋部起自下 6 对肋骨和肋软骨；腰部以左、右两个膈脚起自上 2～3 个腰椎以及起自腰大肌和腰方肌表面的内、外侧弓状韧带。各部肌纤维向中央移行于中心腱。

腹股沟管：在腹股沟韧带内侧半的上方，为男性精索或女性子宫圆韧带所通过的肌和腱之间的一条裂隙。

腹股沟管深（腹）环：腹股沟管的内口，在腹股韧带中点上方约 1.5 cm 处，为腹横筋膜向外突而形成的卵圆形孔。

腹股沟管浅（皮下）环：腹股沟管的外口，在耻骨结节外上方，腹外斜肌腱膜形成一三角形的裂孔。

腹股沟韧带：连于髂前上棘与耻骨结节之间的腹外斜肌腱膜的下缘卷曲增厚部分。

腔隙韧带（陷窝韧带）：腹股沟韧带的内侧端向下后方反折至耻骨梳的一小束腱纤维。

耻骨梳韧带（即 Cooper 韧带）：腔隙韧带延伸并附于耻骨梳的部分。

腹股沟镰：腹内斜肌与腹横肌的腱性结合，止于耻骨梳内侧端及耻骨结节附近。

腹横筋膜：贴于腹横肌、腹直肌鞘后层和腹直肌（弓状线平面以下）深面的深筋膜。

（四）上肢肌

上肢带肌：配布于肩关节周围，起自上肢带骨，止于肱骨。

三角肌：位于肩部，起自锁骨的外侧段、肩峰和肩胛冈，止于肱骨体外侧的三角肌粗隆。

冈上肌：位于斜方肌深面，起自肩胛骨冈上窝，止于肱骨大结节的上部。

冈下肌：起自冈下窝，肌束向外经肩关节后面，止于肱骨大结节的中部。

小圆肌：位于冈下肌下方，起自肩胛骨外侧缘背面，止于肱骨大结节下部。

大圆肌：位于小圆肌的下方，起自肩胛骨下角的背面，止于肱骨小结节嵴。

肩胛下肌：起自肩胛下窝，止于肱骨小结节。

臂肌：覆盖肱骨，形成前、后两群。前群主要为屈肌，后群为伸肌。

肱二头肌：长头起自肩胛骨盂上结节，通过肩关节囊，短头起自肩胛骨喙突，两头合并成一个肌腹，止于桡骨粗隆。

喙肱肌：在肱二头肌短头的后内方，起自肩胛骨喙突，止于肱骨中部的内侧。

肱肌：位于肱二头肌的深面，起自肱骨体下半的前面，止于尺骨粗隆。

肱三头肌：长头起自肩胛骨盂下结节，外侧头与内侧头分别起自肱骨后面桡神经沟的外上方和内下方的骨面，3 个头向下以一肌腱止于尺骨鹰嘴。

前臂肌：位于尺、桡骨的周围，分为前（屈肌）、后（伸肌）两群。

前臂前群肌第 1 层有 5 块，自桡侧向尺侧依次为**肱桡肌**、**旋前圆肌**、**桡侧腕屈肌**、**掌长肌**和**尺侧腕屈肌**。

前臂前群肌第 2 层：**指浅屈肌**。

前臂前群肌第 3 层：位于桡侧的**拇长屈肌**和位于尺侧的**指深屈肌**。

前臂前群肌第 4 层：**旋前方肌**。

前臂后群肌浅层有 5 块肌：自桡侧向尺侧依次为**桡侧腕长伸肌**、**桡侧腕短伸肌**、**指伸肌**、**小指伸肌**和**尺侧腕伸肌**。

前臂后群肌深层有 5 块肌：自桡侧向尺侧依次为**旋后肌**、**拇长展肌**、**拇短伸肌**、**拇长伸肌**和**示指伸肌**。

手肌外侧群：**拇短展肌**位于浅层外侧；**拇短屈肌**位于浅层内侧；**拇对掌肌**位于拇短展肌的深面；**拇收肌**位于拇对掌肌的内侧。

手肌内侧群：**小指展肌**位于浅层内侧；**小指短屈肌**位于浅层外侧；**小指对掌肌**位于上述两肌的深面。

手肌中间群：位于掌心，**蚓状肌**位于指深屈肌腱桡侧，**骨间掌侧肌**位于第 2~4 掌骨间隙内，**骨间背侧肌**位于 4 个骨间隙的背侧。

（五）下肢肌

下肢带肌：主要起自骨盆的内面和外面，跨过髋关节，止于股骨上部，主要运动髋关节。

髂腰肌：由腰大肌和髂肌组成。**腰大肌**起自腰椎体侧面和横突，**髂肌**起自髂窝，两肌向下汇合，经腹股沟韧带深面，止于股骨小转子。

阔筋膜张肌：位于大腿上部前外侧，起自髂前上棘，肌腹在阔筋膜两层之间，向下移行于髂胫束，止于胫骨外侧髁。

臀大肌：位于臀部浅层，起自髂骨翼外面和骶骨背面，止于髂胫束和股骨的臀肌粗隆。

臀中肌：前上部位于皮下，后下部位于臀大肌的深面。

臀小肌：位于臀中肌的深面。

梨状肌：起自骶骨前面，向外出坐骨大孔，止于股骨大转子尖端。

梨状肌向外出坐骨大孔达臀部，止于股骨大转子尖端。该肌将坐骨大孔分为**梨状肌上孔**和**梨状肌下孔**。

闭孔内肌：起自闭孔膜内面及其周围骨面，由坐骨小孔出骨盆转折向外，止于转子窝。

闭孔外肌：在股方肌深面，起自闭孔膜外面及周围骨面，经股骨颈的后方，止于转子窝。

股方肌：起自坐骨结节，向外止于转子间嵴。

大腿肌分为前群、后群和内侧群

缝匠肌：全身最长的肌，起于髂前上棘，经大腿的前面，止于胫骨上端的内侧面。

股四头肌：是最大的肌，有 4 个头：**股直肌**起于髂前下棘，**股内侧肌**和**股外侧肌**分别起自股骨粗线内、外侧唇，**股中间肌**位于股直肌的深面，四个头向下形成腱，包绕髌骨，下延为髌韧带，止于胫骨粗隆。

耻骨肌：为长方形的短肌，位于髂腰肌的内侧。

长收肌：呈三角形，位于耻骨肌的内侧。

股薄肌：为长条肌，位于大腿最内侧。

短收肌：位于耻骨肌和长收肌的深面。

大收肌：位于耻骨肌、长收肌、短收肌的深面，大而厚，呈三角形。

股二头肌：位于股后部的外侧，长头起自坐骨结节，短头起自股骨粗线，两头汇合止于腓骨头。

半腱肌：位于股后部的内侧浅层，肌腱细长，几乎占肌的一半。

半膜肌：在半腱肌的深面，上部是扁薄的腱膜，几乎占肌的一半。

小腿肌可分为 3 群：前群、后群、外侧群。

小腿前群肌：共有 3 块，自胫侧向腓侧为**胫骨前肌**、**踇长伸肌**、**趾长伸肌**。

小腿外侧群肌：有**腓骨长肌**和**腓骨短肌**，两肌皆起自腓骨外侧面，长肌起点较高，并掩盖短肌。

小腿后群肌分浅层：**小腿三头肌**，浅表的两个头称**腓肠肌**，位置较深的一个头是**比目鱼肌**，和腓肠肌的腱合成粗大的**跟腱**止于跟骨。

小腿后群肌深层：从胫侧向腓侧为：**趾长屈肌**、**胫骨后肌**、**踇长屈肌**。

足肌可分为足背肌和足底肌。**足背肌**较薄弱，为伸趾的，**踇短伸肌**和伸第 2～4 趾的**趾短伸肌**。**足底肌**的配布情况和作用与手掌肌相似，也分为内侧群、外侧群和中间群，但没有与拇指和小指相当的对掌肌。

七、实验报告

（一）绘图题

绘图示腹腔外侧壁肌（下部），并标出下列结构：

1. 腹外斜肌　2. 腹内斜肌　3. 腹横肌　4. 腹股沟管深环　5. 腹股沟管浅环
6. 腹股沟镰

（二）名词解释

1. 斜角肌间隙　2. 三、四边孔　3. 梨状肌上、下孔

（三）问答题

1. 参与呼气、吸气运动的肌有哪些？维持正常呼吸运动的肌有哪些？

2. 当你正常吸气时，观察自己腹肌是收缩还是松弛？当你做最大呼气，腹肌又如何？体会膈肌如何运动？

（四）请对系统解剖学的教学提出意见和建议

实验 6 消 化 系 统

一、目的要求

1. 简述内脏的概念、一般形态、构造特点，消化系统的组成和功能，上、下消化道的概念。
2. 简述口腔的组成和分部，咽的位置分部及交通，腭扁桃体的位置。
3. 简述牙的种类、数目、牙式、形态和构造；舌的形态构造。
4. 简述食管的形态、位置、分部和狭窄部位。
5. 简述胃和小肠的分部，活体胃、阑尾的形态和位置变化。
6. 简述大肠的分部、形态及其特征性结构，简述肛管的形态、结构特点。
7. 比较胃肠道各段在构造上的共同点和不同点，解释各段黏膜的特征。
8. 简述肝的形态、位置、输胆管道组成，描述肝的分段和 Glisson 系统。
9. 简述胰的形态结构、功能及其导管开口。

二、重点

咽峡的构成；舌的黏膜特征；腮腺、下颌下腺和舌下腺导管的开口部位；牙的形态和构造；咽侧壁的结构及交通临床意义；食管的狭窄部位；胃、小肠的位置和形态；盲肠和阑尾的位置；阑尾根部的体表投影；肛管的特征性结构；肝的形态、结构和输胆管道。

三、难点

颏舌肌的起止和作用；阑尾根部的体表投影；肛管的形态；肝脏和胰腺的结构。

四、标本教具

（一）标本

1. 消化系统全貌。
2. 口腔（牙、舌）与咽、离体胃（完整、冠状切面）。
3. 盲肠、阑尾与回肠末段、结肠一段（特征性）。
4. 肝及其周围韧带（出入肝门结构保留）。
5. 肝外胆道（保留胆囊）。
6. 离体直肠与肛管（剖开）。
7. 盆腔矢状切面（示直肠与肛管内结构）。
8. 后纵隔（示食管走行与三处狭窄）。
9. 腹后间隙（胰、脾、十二指肠、肾等脏器）。

（二）挂图

消化系统各结构挂图。

（三）模型

牙、咽、直肠、肛管、肝、脾、胰、盆腔矢状切面和人体全身结构模型。

五、实验操作要点及注意事项

1. 观察消化道在体内的整体性，标本与活体间差异。重视活体观察口腔、牙、舌、口咽。
2. 辨认各部消化道形态及其结构。
3. 观察时动作要轻，以免损坏标本。

六、辨认结构

（一）消化道

硬腭：腭的前 2/3，主要由骨腭及其覆盖的黏膜构成。

软腭：腭的后 1/3，主要是由肌肉和黏膜构成。

腭帆：软腭的后部向后下倾斜的部分。

腭垂：腭帆后缘游离，其中央有一向下的垂吊突起。

腭舌弓：自腭帆向两侧弯向下连于舌根的弓状黏膜皱襞。

腭咽弓：自腭帆向两侧弯向下连于咽侧壁的弓状黏膜皱襞。

咽峡：由腭垂、腭帆游离缘、两侧的腭舌弓及舌根共同围成的狭窄道口，是口腔和咽的分界标志。

切牙：牙冠扁平，只有 1 个牙根。

尖牙：又称犬牙，牙冠呈锥形，有 1 个牙根。

前磨牙：牙冠呈方圆形，一般只有 1 个牙根，但上颌第 1 前磨牙有时为 2 个牙根。

磨牙：牙冠最大，呈方圆形，上颌磨牙有 3 个牙根，下颌磨牙有 2 个牙根。

牙冠：露出牙龈以外的部分。

牙颈：被牙龈所覆盖的部分。

牙根：嵌入牙槽骨的部分。

牙根管：牙根内的细管。

牙腔：牙内的空腔，包括牙根管和牙冠腔。

牙髓：由牙腔内的血管、神经与其间的结缔组织共同构成。

牙周组织：包括牙龈、牙周膜、牙槽骨 3 部分，对牙具有支持、保护、固定作用。

牙周膜：是介于牙根和牙槽骨之间的致密结缔组织。

牙龈：是包绕着牙颈并与牙槽骨的骨膜紧密相连，为口腔黏膜一部分。

牙（本）质：牙的主要构成部分，与骨质相似，但较骨质坚硬。

釉质：牙本质的牙冠处覆盖的一层坚硬而光滑釉柱和少量间质。

牙骨质：在牙颈和牙根处的牙本质外表面覆盖，其组成结构在牙根处与骨组织相似；但在牙颈处的牙骨质较薄，且无骨细胞。

舌界沟：舌的上面"V"形的浅沟，将舌分为前 2/3 的舌尖、舌体和后 1/3 的舌根。

舌扁桃体：舌根部黏膜内的许多由淋巴组织组成的小结。

舌乳头：舌体和舌尖黏膜形成的许多乳头状隆起。

丝状乳头：遍布于舌背各处，数量最多，体形最小。

菌状乳头：数量较少，散在于丝状乳头之间，舌侧缘与舌尖部较多。

轮廓乳头：排列在界沟的前方，有 7～11 个，呈车轮状。

叶状乳头：位于舌侧缘的后部，形如叶片。

舌系带：舌的下面正中线上一条纵行的黏膜皱襞。

舌下阜：舌系带根部两侧的小圆形隆起。

舌下襞：舌下阜两侧向外侧的延续。

舌内肌、舌外肌：舌内肌的起止均在舌内，其纤维的走向可分为纵行肌、横行肌和垂直肌 3 种。舌外肌起自舌外，止于舌内，包括颏舌肌、舌骨舌肌和茎突舌肌 3 对。

颏舌肌：起自下颌体后面的颏棘，肌纤维呈扇形向后上方分散，止于舌中线的两侧。

腮腺：是最大的一对唾液腺，位于外耳道的前下方，下颌支和胸锁乳突肌之间的下颌后窝内，借腮腺导管开口于平对上颌第二磨牙的颊黏膜上。

腮腺导管：由腮腺浅部前缘发出，在颧弓下方一横指处，横过咬肌浅面，至咬肌前缘转向内侧，穿颊肌，开口于与上颌第 2 磨牙牙冠相对的颊黏膜。

下颌下腺：位于下颌骨下缘与二腹肌前、后腹所围成的下颌下三角内，其导管开口于舌下阜。

下颌下腺导管：自腺的内侧面发出，沿口腔底黏膜的深面前行，开口于舌下阜。

舌下腺：位于口腔底部舌下襞的深面，导管有大、小两种，大管开口于舌下阜，小管开口于舌下襞。

鼻咽：为咽腔的上部，介于颅底与软腭后缘水平之间。

咽鼓管咽口：位于鼻咽的侧壁上，约平下鼻甲后方的 1cm 处。

咽鼓管圆枕：咽鼓管咽口的前、上、后方的明显弧形隆嵴。

咽隐窝：咽鼓管圆枕的后方的一纵行凹陷。

咽扁桃体：咽鼓管咽口附近黏膜内的淋巴组织。

口咽：为咽腔的中部，介于软腭后缘与会厌上缘平面之间。

舌会厌襞：舌根后部连于会厌的一正中矢状位的黏膜皱襞。

会厌谷：舌会厌正中襞两侧的浅凹。

扁桃体窝（腭扁桃体）：口咽外侧壁的腭舌弓与腭咽弓之间的一凹窝，窝内容纳腭扁桃体。

喉咽：咽下部最狭窄的部分，位于会厌上缘与第 6 颈椎下缘平面之间。

喉口：朝向后上方，前界是会厌软骨上缘，两侧界为杓状会厌襞，后界为杓间切迹。

梨状隐窝：喉口两侧的深凹。

食管：上在第 6 颈椎下缘处接咽，下在第 11 胸椎平面连贲门，全长约 25 cm。可分为颈部、胸部和腹部 3 段。

食管全长有三处狭窄：第一狭窄位于食管起始处，距中切牙约 15cm；第二狭窄在食管与左主支气管交叉处，距中切牙约 25cm；第三狭窄在食管穿膈处，距中切牙约 40cm。

胃小弯：胃的右上缘，凹向右后上方。

胃道：胃小弯处较为恒定的纵行皱襞间的浅沟。

胃大弯：呈弧形凸向左上方，形成胃底的上界；凸向左前下方的部分构成胃的左下缘。

贲门：胃的入口。

贲门切迹：食管与胃底之间的夹角。

角切迹：胃小弯最低点近幽门处。

胃底：指贲门切迹平面以上膨隆的部分。

胃体：胃底与角切迹平面之间的部分。

幽门：胃的出口，下接十二指肠。

幽门管：幽门部右侧管腔狭窄部。

幽门窦：幽门部左侧管腔扩大部。

幽门括约肌：幽门处环行肌层增厚形成。

十二指肠球部：十二指肠上部近幽门约 2.5cm 的一段管壁，较薄、黏膜光滑。

十二指肠纵襞：十二指肠降部后内侧壁黏膜朝内的纵向轻微隆起。

十二指肠大乳头：十二指肠纵襞下端的乳头状隆起，有肝胰壶腹的开口。

十二指肠小乳头：大乳头的稍上方，有时还有一个小突起，是副胰管的开口。

十二指肠悬肌：十二指肠空肠曲连于右膈脚的肌纤维和结缔组织。

十二指肠悬韧带：又称 Treitz 韧带，由十二指肠悬肌和其表面的腹膜皱襞共同构成。

十二指肠空肠襞：又称十二指肠上襞，是位于十二指肠空肠曲左侧、横结肠系膜根下方的腹膜皱襞。

血管弓：由空肠、回肠血管反复分支并吻合形成，最多可达 5 级弓。

直血管：由最后一级血管弓发出进入肠壁的直行小支。

结肠带：是由肠壁的纵行肌增厚而成，有 3 条，沿肠管的纵轴平行排列。

结肠袋：结肠肠管形成的许多由横沟隔开的囊状膨出。

肠脂垂：为结肠带两侧由浆膜包裹脂肪组织的指状小突起。

回盲口：盲肠上端左侧回肠末端的开口。

回盲瓣：回盲口上、下缘呈唇状凸入盲肠的黏膜皱襞。

阑尾：为一条细长蚓状的盲管，其根部附着于盲肠的后内侧壁。

阑尾系膜：呈三角形，将阑尾连于肠系膜下方的腹膜结构。

直肠瓣（直肠横襞）：直肠内面上、中、下 3 条半月形的横行皱襞，由黏膜和环行肌构成。

肛管：是盆膈以下的消化管，长约 4cm，上连直肠，下终止于肛门。

肛柱：肛管内 6～10 条纵行的黏膜皱襞。

肛瓣：肛柱下端之间半月形的黏膜皱襞。

肛窦：肛瓣与肛柱下端共同围成开口朝上的小隐窝。

齿状线：肛瓣与肛柱下端共同围成一锯齿状的环形线，又称肛皮线。

肛梳：齿状线下方，肛管内面一条宽约 1 cm 略微凸起的环行带，又称痔环。

白线：肛梳的下缘距肛门 1～1.5 cm 处一淡蓝色的环形线，其位置相当于肛门内、外括约肌的交界处。

肛门内括约肌：为肠壁的环行肌层增厚而成。

肛门外括约肌：为横纹肌，围绕在肛门内括约肌的外面，可分为皮下部、浅部和深部 3 部分，浅部和深部控制排便。

（二）大消化腺

肝裸区：肝的膈面后部，左、右冠状韧带前、后层之间无腹膜被覆的肝区。

肝左纵沟：窄而深，其前部是**肝圆韧带**，为胎儿时期脐静脉闭锁后的遗迹；后部是**静脉韧带**，为胎儿时期静脉导管的遗迹。

肝右纵沟：宽而浅，其前部是**胆囊窝**；后部是**腔静脉沟**，有下腔静脉通过。

横沟：位于中间部，有肝门静脉左、右支，肝固有动脉左、右支，肝左、右管，以及神经和淋巴管等在此出入，称为**肝门 porta hepatis**。

肝的脏面借"H"形的沟分为 4 叶。右纵沟的右侧为**右叶**；左纵沟的左侧为**左叶**；横沟前方的部分为**方叶**；横沟后方的部分为**尾状叶**。

胆囊切迹：肝前缘右部凹陷处，胆囊底常于此露出于肝前缘。

肝圆韧带裂：左纵沟窄而深的前部。

肝外胆道：是指将肝细胞分泌的胆汁输送到十二指肠的管道系统。包括胆囊、胆囊管、肝左管、肝右管、肝总管和胆总管。

胆囊底：胆囊的盲端，膨大而钝圆。

胆囊体：与底无明显的界线。

胆囊颈：胆囊体向后逐渐变细，后急转向后下方与胆囊管相延续的部分。

胆囊管：比胆囊颈稍细，长 3～4 cm，并与肝总管汇合。

肝左、右管：由左、右半肝内的小胆管逐渐汇合而成，最后于肝门处出肝。

肝总管：肝门处肝左、右管汇合成肝总管。

胆总管：上端起自肝总管与胆囊管的汇合处，向下斜穿十二指肠降部的后内侧壁，在壁内与胰管汇合处形**肝胰壶腹**。

胆囊三角（Calot triangle）：由胆囊管、肝总管和肝的脏面围成的三角形区域。

胰头：为胰右端呈梭形膨大的部分，其上、下方和右侧被十二指肠所包绕。

胰颈：横过第 1 腰椎之前 胰体与胰头之间狭窄部分。

胰体：位于胰颈与胰尾之间，占胰的大部分。

　　胰尾较细，向左上方抵达脾门。

胰管：位于胰实质内，从胰尾经胰体走向胰头，最后与胆总管汇合成肝胰壶腹，开口于十二指肠大乳头。

副胰管：胰头的上部常有的一小管，开口于十二指肠小乳头。

七、实验报告

（一）填图题（图 7～图 9）

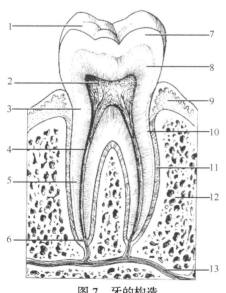

图 7　牙的构造

1.
2.
3.
4.
5.
6.
7.
8.
9.
10.
11.
12.
13.

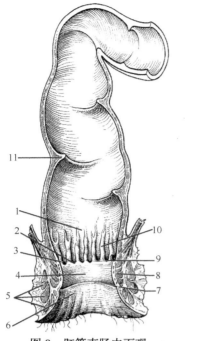

1.
2.
3.
4.
5.
6.
7.
8.
9.
10
11.

图 8　肛管直肠内面观

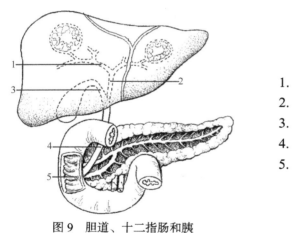

1.
2.
3.
4.
5.

图 9　胆道、十二指肠和胰

（二）绘图题

请绘出胃的形态和分部，并标出下列结构：

1. 贲门　2. 幽门　3. 胃底　4. 胃体　5. 幽门管　6. 幽门窦　7. 胃大弯　8. 胃小弯

（三）问答题

1. 食管的三处狭窄位于何处？各狭窄距中切牙距离是多少？

2. 胆汁从何处产生，经哪些管道入十二指肠？

实验 7　呼吸系统　泌尿系统

一、目的要求

1. 简述鼻的组成，外鼻的形态结构、鼻腔分部及各部的形态结构。

2. 简述鼻旁窦的名称、开口部位及临床意义；气管的形态及结构特点；肺的位置、形态、分叶和构造特点，壁胸膜和脏胸膜，胸膜腔和胸膜窦。

3. 简述肺段的概念和意义，理解呼吸运动时胸膜和肺的变化。

4. 简述纵隔的定义，简述纵隔内容、范围和划分。

5. 简述肾的形态、位置、构造和被膜；描述输尿管的形态、位置和分段，说明其行程、三个狭窄部位及其临床意义。

6. 简述膀胱的形态、位置和分部；简述膀胱三角的位置、特点及其临床意义。

7. 简述女性尿道的形态特点和开口部位。

二、重点

鼻旁窦的名称及开口部位；气管的结构特点；肺的位置、形态；泌尿系统的组成以及各部器官的位置、形态、结构特点及功能。

三、难点

喉的构造；肺段的组成；胸膜腔和胸膜隐窝；肾门、肾窦概念；肾内部结构；肾段、肾段血管的概念。

四、标本教具

（一）标本

1. 头颈部矢状切面（示鼻腔、喉腔）。

2. 呼吸系统整体观。

3. 喉的模型、盆腔模型。

4. 泌尿系统整体观。

5. 肾、输尿管、膀胱、尿道触摸标本。

6. 动物肾脏（猪或羊）。

7. 盆腔正中矢状面、肾中部水平切面、肾纵切面。

（二）挂图

呼吸系统和泌尿系统各器官、结构挂图。

（三）模型

咽、喉、肾、膀胱及腹后壁器官模型。

五、实验操作要点及注意事项

1. 呼吸系统的结构（尤其是喉）比较小，观察时须仔细。

2. 在观察上、下呼吸道及肺的形态结构的同时,理解呼吸道形态特点与其功能的关系。

3. 在观察胸膜与胸膜腔的概念、分部时,理解胸膜腔在呼吸运动中的作用。

六、辨认结构

（一）呼吸系统

1. 呼吸道

上呼吸道：为鼻、咽、喉。

上、中、下三个鼻甲（道）：固有鼻腔外侧壁有三个突起,分别是上、中、下三个鼻甲,各鼻甲下方依次为上、中、下三个鼻道。

鼻中隔软骨：构成鼻中隔前部的一块软骨。

蝶筛隐窝：最上鼻甲或上鼻甲后上方的窝,是蝶窦开口部位。

半月裂孔：中鼻道中部凹向上方的弧形裂隙。

鼻黏膜的嗅区：是上鼻甲平面以上和鼻中隔上部的鼻腔顶部黏膜,具有嗅觉功能。

呼吸区：嗅区以外的鼻腔黏膜,有丰富的静脉丛和鼻腺。

上颌窦：位于上颌骨体内,开口于中鼻道。

额窦：位于额骨眉弓深面,额骨内外板之间开口于中鼻道。

蝶窦：位于蝶骨体内,开口于蝶筛隐窝。

筛窦：位于筛骨迷路内,分前、中、后三群前群和中群开口于中鼻道,后群开口于上鼻道。

甲状软骨：位于舌骨下方,环状软骨上方,构成喉前壁和两侧壁。

喉结：甲状软骨前缘上端向前方突出处。

环状软骨：位于甲状软骨的下方。

环状软骨弓：环状软骨低窄的前部。

环状软骨板：环状软骨高而宽呈方形板状的后部。

会厌软骨：形似树叶,位于甲状软骨的后上方。

杓状软骨：位于环状软骨板上方,左右各一。

声带突：杓状软骨底向前方的突起,有声韧带附着。

肌突：杓状软骨底向外方的突起,有喉肌附着。

甲状舌骨膜：连于甲状软骨上缘与舌骨之间的宽阔薄膜。

环甲关节：由甲状软骨下角与环状软骨两侧的关节面构成。

环杓关节：由杓状软骨底与环状软骨板上缘的关节面构成。

方形膜（前庭韧带）：会厌软骨的两侧缘、甲状软骨前角后面和杓状软骨前内侧缘之间的纤维膜。方形膜的游离下缘,称**前庭韧带**。

弹性圆锥（声韧带）：又称环甲膜,是连结甲状软骨前角的后面、环状软骨上缘和杓状软骨声带突的圆锥形弹力纤维膜。其游离的上缘称**声韧带**。前面正中增厚称**环甲正中韧带**。

环甲肌：起于环状软骨板的后面,止于杓状软骨的肌突。

环杓侧肌：起于环状软骨弓的侧面,止于杓状软骨的肌突。

甲杓肌：起于甲状软骨前角的后面,止于杓状软骨外侧面及声带突。

环杓后肌：起于环状软骨板的后面,止于杓状软骨的肌突。

喉口：喉腔的上口。喉口前界是会厌软骨上缘，两侧界为连于会厌软骨和杓状软骨尖的黏膜皱襞称**杓状会厌襞**，后界为两杓状软骨之间的**杓间切迹**。

前庭襞：喉腔中部两侧壁上一对前后方向的黏膜皱襞。

声襞：喉腔中部两侧壁下一对前后方向的黏膜皱襞。

声门裂：两侧声襞及杓状软骨基底部之间的裂隙。声门裂前 3/5 为**膜间部**，后 2/5 为**软骨间部**。

喉前庭：喉口至前庭裂平面之间的部分。

喉中间腔：前庭裂平面至声门裂平面之间的部分，向两侧延伸至前庭襞和声襞之间的梭形隐窝，称**喉室**。

声门下腔：声门裂平面至环状软骨下缘的部分。

气管：为后壁略扁平的圆筒状管道，上端平第 6 颈椎椎体下缘借韧带与喉相连，向下至胸骨角平面分为左、右主支气管。

支气管：为气管杈至肺门之间的管道。

气管杈：气管向下至胸骨角平面分为左、右主支气管处.

气管隆嵴：在气管杈内面一向上凸出的半月状嵴。

气管软骨环：16～20 个"C"形的软骨环。

左主支气管：细、长、倾斜。

右主支气管：粗、短、较直，气管异物进入右主支气管。

2. 肺

肺斜裂：肺表面自后上斜向前下走行的浅槽。

水平裂：右肺表面一条走行方向近水平并与斜裂相交汇的浅沟。

心切迹：左肺前缘下部的一明显弧形凹陷。

左肺小舌：心切迹下方的一小突起。

肺小叶：肺表面许多呈多角形的小区，由直径 1mm 以下的细支气管连同它的分支和肺泡构成。

肺根：入肺门的主支气管、肺的血管、淋巴管及神经等结构被结缔组织包绕在一起的总称。

肺门：肺内侧面近中央处有一长椭圆形的凹陷。

肺根内结构的排列：

从前向后：**上肺静脉、肺动脉、支气管、下肺静脉**。

从上向下：左肺根：**肺动脉、支气管、肺静脉**。

右肺根：**上叶支气管、肺动脉、中下叶支气管、肺静脉**。

3. 胸膜

胸膜：是衬于胸壁内面、膈上面、纵隔两侧面和覆盖于肺表面等处的一层浆膜。

脏胸膜：覆在肺表面的胸膜。

壁胸膜：被覆于胸腔各壁内面的胸膜。

肺韧带：脏、壁胸膜在肺根下方前后重叠的三角形胸膜皱襞。

肋胸膜：紧贴胸壁内面的胸膜。

膈胸膜：覆盖于膈上面的胸膜。

纵隔胸膜：衬附在纵隔的两侧，并包被肺根移行于脏胸膜。

胸膜顶：覆盖在肺尖上方胸膜，高出锁骨内侧 1/3 段上方 2～3cm。

肋膈隐窝：肋胸膜和膈胸膜反折处的半环形间隙，是胸膜腔的最低部位。

肋纵隔隐窝：纵隔胸膜与肋胸膜相互移行处，因左肺前缘有心切迹，所以左侧肋纵隔隐窝较大。

膈纵隔隐窝：位于膈胸膜与纵隔胸膜之间，该隐窝仅存在于左侧胸膜腔。

（二）泌尿系统

1. 肾

肾门：肾内侧缘中部凹陷处，有肾血管、淋巴管、神经和肾盂出入。

肾蒂（肾动、静脉、肾盂）renal pedicle：是结缔组织包裹出入肾门结构的合称。肾蒂排列关系由前向后依次为：肾静脉、肾动脉、肾盂；从上向下依次为：肾动脉、肾静脉和肾盂。

肾的被膜有 3 层，由内向外依次为**纤维囊**、**脂肪囊**和**肾筋膜**。

纤维囊：被覆于肾的表面。

脂肪囊：又称肾床，为纤维囊外面包绕肾和肾上腺的脂肪组织。

肾筋膜：位于脂肪囊的外面，包被肾上腺和肾周围薄的膜样鞘。

肾皮质：主要位于肾实质表层，富含血管，可见密布的红色点状颗粒。

肾髓质：位于肾实质的深层，色淡，由 15～20 个肾锥体构成。

肾锥体：肾髓质的构成部分，锥体的基底朝向皮质；尖端朝向肾窦。

肾乳头：肾锥体的圆钝尖端，朝向肾窦。

肾柱：肾皮质伸入髓质肾锥体之间的部分。

肾小盏：包绕肾乳头的接尿结构，呈漏斗状，每肾有 7～8 个。

肾大盏：2～3 个相邻的肾小盏合成的结构。

肾盂：2～3 个肾大盏汇合成一个前后扁平、约呈漏斗状的结构。

肾段动脉：在肾内呈节段性分布的肾动脉二级分支。

2. 输尿管

输尿管：是肌性管道，约平第 2 腰椎上缘起自肾盂末端，终于膀胱。长 25～30 cm，直径为 3mm，全长分为输尿管腹部、输尿管盆部和输尿管壁内部。

输尿管全程有 **3 处狭窄**：①肾盂输尿管移行处；②骨盆上口输尿管跨过髂血管处；③输尿管壁内部。

3. 膀胱

膀胱尖：膀胱朝向前上的顶端。

膀胱底：膀胱朝向后下的呈三角形部位。

膀胱体：膀胱尖与底之间的大部分。

膀胱颈：膀胱的最下部，男性与前列腺接触，女性与尿生殖膈接触，内有尿道内口。

膀胱三角：膀胱底内面，两侧输尿管口与尿道内口之间的区域。

输尿管间襞：两输尿管口之间的横行皱襞。

膀胱垂：成年男性膀胱三角前下部，尿道内口后方，因前列腺中叶形成微凸的纵行隆起。

4. 尿道

女性尿道外口：位于阴道口前方、阴蒂的后方 2～2.5 cm 处。

七、实验报告

（一）填图题（图 10、图 11）

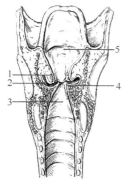

图 10　喉冠状切面

1.
2.
3.
4.
5.

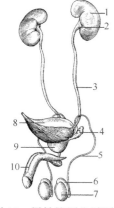

图 11　男性泌尿生殖系统

1.
2.
3.
4.
5.
6.
7.
8.
9.
10.

（二）绘图题

请绘肺的外形，并标示出下列结构：

1. 肺尖　2. 肺底　3. 心切迹　4. 斜裂　5. 前缘

请绘肾冠状切面图，并标示出下列结构：

1. 肾皮质　2. 肾锥体　3. 肾乳头　4. 肾小盏　5. 肾大盏　6. 肾柱

（三）名词解释

1. 上、下呼吸道　2. 胸膜腔　3. 肋膈隐窝　4. 纵隔　5. 肾门　6. 肾窦

7. 肾蒂　8. 膀胱三角　9. 肾区　10. 肺门（根）

（四）问答题

1. 气管异物多坠入哪侧主支气管，为什么？

2. 某肾盂结石的男性患者，服药后结石依次经过哪些狭窄和弯曲排出体外？

实验 8　男性生殖系统、女性生殖系统

一、目的要求

1. 简述男性生殖系统的组成。
2. 简述精子产生、储存和运输的途径。
3. 复述男性尿道三个狭窄、两弯曲位置及其临床意义。
4. 简述女性生殖系统的组成，简述输卵管的分部及各部功能。
5. 简述子宫的位置、形态和结构，固定子宫的装置。
6. 简述卵细胞产生和移动的途径。

二、重点

睾丸和附睾的内部结构；男性尿道的分部；三个狭窄、三个扩大和两个弯曲；前、后尿道的概念。女性内生殖器的分部，各器官的结构特点。

三、难点

睾丸的结构；精索的组成及位置；前列腺的形态、位置、分叶；男性尿道；固定子宫的韧带；阴道的位置、形态；阴道后穹与直肠子宫陷凹的关系。

四、标本教具

（一）标本

1. 生殖系统原位标本，男、女性盆腔正中矢状切面。
2. 离体男、女性生殖系（示子宫与卵巢韧带）。
3. 女性干燥骨盆。

（二）模型、挂图

生殖系统相关各器官、结构挂图、模型。

五、实验操作要点及注意事项

1. 理解男、女性泌尿生殖系统的结构与功能是一个不可分割的整体；经过对男、女性生殖器官的结构观察，从而进一步理解男、女性不孕不育症解剖学基础。
2. 子宫周围的骶子宫韧带、子宫主韧带在正中矢状切面上观察和理解。
3. 在矢状切面上观察阴道穹。

六、辨认结构

（一）男性生殖系统

1. 内生殖器

睾丸：位于阴囊内，左、右各一。

睾丸白膜：睾丸表面的一层坚厚的纤维膜。

睾丸小叶：从睾丸纵隔发出许多呈扇形的睾丸小隔伸入睾丸实质并与白膜相连，将睾丸实质分为 100～200 个呈锥体形容纳生精小管的部位。

生精小管（精曲小管）：是睾丸小叶内盘曲可产生精子的小管。

精直小管：在睾丸纵隔附近生精小管集中、汇合变直的小管。

附睾：呈新月形，紧贴睾丸的后上部且略偏外侧。

附睾头：上端膨大的部分，由睾丸输出小管弯曲盘绕形成，末端汇合成一条附睾管。

附睾体：占中部大部分，内有附睾管盘曲。

附睾尾：附睾下部变细的部分，向内上弯曲移行为输精管。

输精管：是附睾管延续形成的肌性管道，全长约 50 cm，管壁较厚，管腔狭窄较细。在活体触摸时，呈细的圆索状。根据所在位置可分为 4 部。

精索：从腹股沟管深环至睾丸上端的一对柔软的圆索状结构。

精囊：位于膀胱底的后方、输精管壶腹的外侧，为一对长椭圆形表面凹凸不平的囊状器官。

输精管壶腹：膀胱底的后面，向内侧走行的两侧输精管的膨大形成。

射精管：输精管壶腹末端变细，与精囊的排泄管汇合成射精管，开口于尿道前列腺部。

前列腺：位于膀胱颈与尿生殖膈之间，与精囊和输精管壶腹相邻。

前列腺底：上端宽大的部分，邻膀胱颈。

前列腺尖：下端尖细的部分，向下接尿生殖膈。

前列腺体：底与尖之间的部分，后面正中有一纵行浅沟称**前列腺沟**。

男性尿道：起自膀胱的尿道内口，止于阴茎头的尿道外口，长约 16～22cm，管径 0.5～0.7cm，具有排尿和排精的功能。

尿道前列腺部：男性尿道在前列腺底穿入前列腺，下行至前列腺尖穿出的部分。

尿道膜部：是尿道穿经尿生殖膈的部分，管径较细，最短。

尿道海绵体部：是尿道穿经尿道海绵体的部分，约 12～17 cm。

男性尿道的三个狭窄、三个膨大、两个弯曲：

①**三个狭窄**：尿道内口、尿道膜部、尿道外口。

②**三个膨大**：尿道前列腺部、尿道球部、尿道舟状窝。

③**两个弯曲**：耻骨下弯：在耻骨联合下方，凹面向上，固定不变。

耻骨前弯：在耻骨联合前下方，凹面向下，将阴茎头上提，此弯曲消失。

2. 外生殖器

阴囊：呈囊袋状，位于阴茎后下方。

鞘膜腔：睾丸鞘膜脏、壁两层在睾丸后缘处相接续形成的腔，内有少量浆液。

阴茎：附着在耻骨下支和坐骨支上，可分为根、体和头 3 部分。

阴茎根：阴茎的后端，附着在耻骨下支和坐骨支上。

阴茎体：阴茎圆柱状的中部。悬于耻骨联合的前下方。

阴茎头：阴茎体的前端，有一矢状位的尿道外口。

尿道外口：阴茎头尖端处一矢状位的开口。

尿道球：膨大的尿道海绵体后端。

阴茎包皮：包绕阴茎头的双层环形皮肤皱襞。

包皮系带：阴茎头的腹侧中线处，阴茎包皮与尿道外口间的皮肤皱襞。

（二）女性生殖系统

1. 内生殖器

卵巢：位于盆腔内髂总动脉分叉处的卵巢窝内，为成对的实质性器官。

卵巢悬韧带：为起自骨盆上口侧缘，向内下止于卵巢输卵管端的腹膜纵行皱襞。

卵巢固有韧带：又称卵巢子宫索，起自卵巢子宫端，止于子宫底，由结缔组织和平滑肌纤维构成。

输卵管：位于子宫阔韧带的上缘，连于子宫底的两侧，内侧端开口于子宫腔，外侧端开口于腹膜腔。

输卵管子宫部：直径最细，是输卵管穿透子宫壁的一段。

输卵管峡：紧靠子宫壁外面的一段，短而直，壁较厚，腔较窄向外水平移行接续于壶腹部。

输卵管壶腹：向外续于输卵管漏斗，长较为弯曲，约占输卵管全长的 2/3，管壁较薄，管腔较大。

输卵管漏斗：为输卵管外端的膨大部分，呈漏斗状，向后下弯曲覆盖在卵巢后缘和内侧面。

输卵管伞：输卵管腹腔口周围的许多细长突起称。

卵巢伞：盖在卵巢表面，最长的一条输卵管伞。

子宫：是腔小壁厚的肌性中空器官，胎儿在此发育成长。

子宫底：输卵管子宫口以上宽而圆凸的部分。

子宫颈：子宫下端狭细的圆柱形部分，成人长约 2.5 cm。

子宫颈阴道部：子宫颈下段 1/3 突入阴道的部位。

子宫颈阴道上部：阴道以上的部分，占子宫颈上段 2/3。

子宫体：子宫底与子宫颈之间的部分。

子宫角：子宫底两侧与输卵管相通处。

子宫峡：子宫颈上部与子宫体相接处较狭细的部分，妊娠末期，可延长至 7～11 cm，成为产道的一部分。

子宫腔：子宫体内呈前后稍扁上宽下窄的三角形腔。

子宫颈管：子宫颈内呈梭形的腔隙，下口称子宫口。

子宫阔韧带：覆盖在子宫前、后面的腹膜自子宫侧缘向两侧至骨盆壁和盆底的双层腹膜皱襞。

子宫系膜：卵巢系膜下方的子宫阔韧带部分。

输卵管系膜：包裹输卵管、卵巢系膜上方的子宫阔韧带一部分。

卵巢系膜：连于卵巢前缘和子宫阔韧带之间，内有血管至卵巢。

子宫圆韧带：起自子宫与输卵管交界处下方，经腹股沟管，止于阴阜和大阴唇的皮下。

子宫主韧带：起自子宫颈两侧，止于盆侧壁。

骶子宫韧带：起自子宫颈后外侧，绕直肠止于第 2～3 骶骨。

子宫附件：临床上将卵巢和输卵管合称为子宫附件。

阴道：为前后略扁上宽下窄的肌性管道，长 8～10 cm，下端以阴道口开口于阴道前庭。

　　阴道口：阴道下部在阴道前庭后部的开口。

　　处女膜：阴道口周围的环行、半月形、伞状或筛状的黏膜皱襞。

　　阴道穹：阴道的上端与子宫颈下端之间的环形间隙。

2. 外生殖器

　　阴阜：耻骨联合前方的皮肤隆起，皮下富有脂肪。

　　大阴唇：一对纵长隆起的皮肤皱襞，起于阴阜止于会阴。

　　小阴唇：一对较薄的皮肤皱襞，位于大阴唇的内侧。

　　阴道前庭：两侧小阴唇之间的裂隙，阴道前庭中央有阴道口，阴道口两侧各有一个**前庭大腺**导管的开口。阴道前庭的前部有较小的**尿道外**口。

七、实验报告

（一）填图题（图 12、图 13）

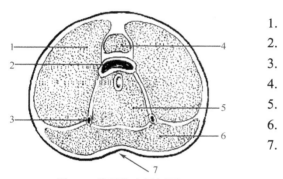

图 12　前列腺水平切面

1.
2.
3.
4.
5.
6.
7.

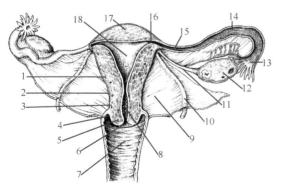

图 13　女性内生殖器（前面观）

1.	2.
3.	4.
5.	6.
7.	8.
9.	10.
11.	12.
13.	14.
15.	16.
17.	18.

（二）绘图题

请绘子宫阔韧带纵切面，并标示下列结构：

1. 子宫系膜　2. 卵巢系膜　3. 输卵管系膜　4. 卵巢　5. 输卵管　6. 子宫圆韧带

（三）名词解释

1. 鞘膜腔　2. 前、后尿道　3. 子宫峡　4. 子宫附件　5. 阴道穹

（四）问答题

1. 试述精子产生及排出途径。
2. 试述男性尿道分几部分？有哪些狭窄、膨大和弯曲？
3. 试述子宫位于何处?正常位置如何?靠哪些结构来维持子宫正常位置？
4. 试述输卵管位于何处?分几部？卵子受精和输卵管结扎的部位各在何处？
5. 试述卵巢位于何处?有何固定装置？

实验 9 乳房、会阴、腹膜、内分泌系统

一、目的要求

1. 简述女性乳房的形态和构造，简述 Cooper 韧带的临床意义。
2. 简述盆膈的构成，盆筋膜分部；尿生殖膈的组成、位置；简述会阴浅、深隙的位置。
3. 简述腹膜被覆脏器的不同情况；简述直肠膀胱陷凹和直肠子宫陷凹的位置及意义。
4. 简述大网膜、小网膜、网膜囊与网膜孔的位置和构成；简述各系膜的名称、位置和附着；简述十二指肠悬韧带及肝、胃的韧带名称和位置。
5. 简述腹膜、腹膜腔的概念与腹膜的功能。
6. 简述内分泌系统的分类。描述甲状腺、垂体的位置、形态。
7. 简述内分泌腺的结构特点；辨认甲状旁腺、肾上腺、松果体、胸腺的位置。

二、重点

产科会阴的概念；腹膜与腹膜腔的概念、腹膜的功能，腹膜与腹腔脏器的关系；腹膜形成的大、小网膜、网膜囊、陷凹的位置及其临床意义；内分泌腺、内分泌组织的概念；激素概念；甲状腺、甲状旁腺、肾上腺、脑垂体的形态、位置及主要功能。

三、难点

网膜囊的概念、组成、位置及沟通关系和临床意义；甲状腺、脑垂体的形态、位置与毗邻。

四、标本教具

（一）标本

1. 原位腹腔、腹膜腔标本——尸体。
2. 盆膈与会阴模型（男、女）。
3. 乳房（女性，离体）。
4. 小孩内分泌触摸标本。
5. 动物——小羊。

（二）模型、挂图

乳房、会阴、腹膜、内分泌相关模型和挂图；盆膈模型、腹膜矢状面、水平切面模型。

五、实验操作要点及注意事项

1. 应在教师指导下进行动物器官、腹膜的原位观察。
2. 观察网膜囊应注意保护标本的完整性。
3. 在模型上观察盆膈的附着与形态，体会会阴的层次关系。

六、辨认结构

1. 腹膜

腹膜：为覆盖于腹、盆腔壁内和腹、盆腔脏器表面的一层薄而光滑的半透明状浆膜。

腹腔：膈以下、小骨盆上口以上，由腹壁围成的腔。广义的腹腔包括小骨盆腔。

脏腹膜：覆盖于腹、盆腔脏器表面的腹膜。

壁腹膜：衬于腹、盆腔壁内面的腹膜。

腹膜腔：壁腹膜和脏腹膜互相延续、移行，共同围成不规则的潜在性腔隙。

腹膜内位器官：各面均被腹膜所覆盖的器官，如胃、十二指肠上部、空肠、回肠卵巢、输卵管等。

腹膜间位器官：是指大部分被腹膜覆盖，仅有少部分未被腹膜覆盖的器官，如肝、胆囊、升结肠、降结肠、直肠上段、子宫、膀胱等。

腹膜外位器官：是指仅一面被腹膜覆盖，其余面均不覆盖腹膜的器官，如肾、肾上腺、输尿管、胰、十二指肠降部和下部、直肠中下部等。

小网膜：是由肝门向下移行于胃小弯和十二指肠上部的双层腹膜。

肝胃韧带：肝门连于胃小弯的小网膜部分。

肝十二指肠韧带：肝门连于十二指肠上部的部分小网膜。

大网膜：是连于胃大弯和横结肠之间的腹膜结构，形似围裙浮于横结肠与空、回肠的前方。

胃结肠韧带：连于胃大弯和横结肠之间的大网膜前两层。

网膜囊：位于小网膜、胃后壁和腹后壁腹膜之间的一个扁窄潜在性间隙。

网膜孔（Winslow 孔）：高度约在第 12 胸椎至第 2 腰椎椎体的前方，其上界为肝尾状叶，下界为十二指肠上部，前界为肝十二指肠韧带，后界为覆盖在下腔静脉表面的腹膜。

肠系膜：是将空肠和回肠系连固定于腹后壁的双层腹膜结构。

阑尾系膜：呈三角形，将阑尾连于肠系膜下方的腹膜结构。

横结肠系膜：是将横结肠连于腹后壁的横位双层腹膜结构。

乙状结肠系膜：是将乙状结肠固定于左髂窝和骨盆左后壁的双层腹膜结构。

肝的韧带：肝脏面有肝胃韧带、肝十二指肠韧带（见小网膜）和肝圆韧带裂内的肝圆韧带，肝膈面有镰状韧带、冠状韧带和左、右三角韧带。

镰状韧带：呈矢状位，是上腹前壁和膈下面连于肝上面的双层腹膜结构。

冠状韧带：呈冠状位，由膈下面的壁腹膜返折至肝膈面所形成的双层腹膜结构。

左、右三角韧带：由冠状韧带左、右两端的前、后两层彼此黏合增厚形成。

肝圆韧带：由脐连于肝下面的肝圆韧带裂，是镰状韧带增厚的游离下缘。

脾的韧带：包括胃脾韧带、脾肾韧带、膈脾韧带。

胃脾韧带：是连于胃底和胃大弯上份与脾门之间的双层腹膜结构，向下与大网膜左侧部相延续。

脾肾韧带：为脾门至左肾前面的双层腹膜结构，内含胰尾、脾血管，以及淋巴结、神经等。

膈脾韧带：为脾肾韧带的上部，由脾上极连至膈下。

脾结肠韧带：偶尔存在于脾下极与结肠左曲之间。

胃的韧带：包括肝胃韧带、胃脾韧带、胃结肠韧带和胃膈韧带。

胃膈韧带：是胃贲门左侧和食管腹段连于膈下面的腹膜结构。

膈结肠韧带：在膈与结肠左曲之间，固定结肠左曲、承托脾。

脐正中襞：脐与膀胱尖之间的皱襞，内含脐尿管闭锁后形成脐正中韧带。

脐内侧襞：位于脐正中襞的两侧，内含脐动脉闭锁后形成的脐内侧韧带（脐动脉索）。

脐外侧襞：分别位于左、右侧脐内侧襞的外侧，内含腹壁下动、静脉。

在腹股沟韧带上方，上述 5 条皱襞之间形成 3 对浅凹，由中线向外侧依次为**膀胱上窝**、**腹股沟内侧窝**和**腹股沟外侧窝**。

十二指肠上隐窝（十二指肠空肠隐窝）（国人出现率 50%）：位于十二指肠升部上部的左侧，前界为十二指肠上襞。

盲肠后隐窝：位于盲肠后方，盲肠后位的阑尾常在其内。

乙状结肠间隐窝：位于乙状结肠左后方，乙状结肠系膜与腹后壁之间，其后壁内有左侧的输尿管经过。

肝肾隐窝：位于肝右叶与右肾之间，其左界为网膜孔和十二指肠降部，右界为右结肠旁沟。

直肠膀胱陷凹：男性在膀胱与直肠之间的陷凹，凹底距肛门约 7.5 cm。

直肠子宫陷凹：又称 Douglas 腔，是直肠与子宫之间陷凹。

肝上间隙：位于膈与肝上面之间。

肝下间隙：位于肝下面与横结肠及其系膜之间，借肝圆韧带分为**左肝下间隙**和**右肝下间隙**，后者即**肝肾隐窝**。

结肠旁沟：位于升、降结肠的外侧。

右结肠旁沟：为升结肠与右腹侧壁之间的裂隙，向上通肝肾隐窝，向下经右髂窝通盆腔。

左结肠旁沟：为降结肠与左腹侧壁之间的裂隙，由于膈结肠韧带的限制，不与结肠上区相通，但向下可通盆腔。

肠系膜窦：位于肠系膜根与升、降结肠之间。

右肠系膜窦：为肠系膜根与升结肠之间的三角形间隙。

左肠系膜窦：为肠系膜根与降结肠之间的斜方形间隙。

2. 乳房

乳房：位于胸前部、胸大肌和胸肌筋膜的表面。

乳腺叶：纤维组织包绕乳腺并嵌入乳腺内，将其分割成 15～20 个叶。

输乳管：一个乳腺叶行向乳头的一个排泄管。

输乳管窦：在近乳头处膨大的输乳管。

乳房悬韧带或 Cooper 韧带：乳腺周围连于胸肌筋膜和皮肤、乳头的纤维组织束。

乳房后隙：乳房稍凹陷基底面与胸肌筋膜间的疏松组织间隙。

3. 会阴

会阴：有广义和狭义之分。广义会阴是指封闭小骨盆下口的所有软组织。临床上，常将肛门和外生殖器之间的软组织称为**会阴**，即狭义会阴。

肛提肌：为一对宽的扁肌，呈漏斗状封闭小骨盆下口。

尾骨肌：位于肛提肌后方，骶棘韧带上面。

盆膈下筋膜：衬于肛提肌和尾骨肌下面的深筋膜。

盆膈上筋膜：衬于肛提肌和尾骨肌上面的深筋膜。

会阴深横肌：位于尿生殖膈上、下筋膜之间，肌束横行于两侧坐骨支之间。

分别覆盖在会阴深横肌和尿道括约肌的下面和上面，称为**尿生殖膈下筋膜**和**尿生殖膈上筋膜**。

会阴中心腱或**会阴体**：尿生殖区后界中点一腱性结构。

肛门外括约肌：为环绕肛门的骨骼肌，分为皮下部、浅部和深部。

4. 内分泌系统

甲状腺：位于颈前部，呈"H"形，由左、右侧叶和甲状腺峡组成，是人体内最大的内分泌腺。

甲状腺侧叶：贴于喉与气管上部的侧面，上至甲状软骨中部，下达第 6 气管软骨环，后方平对第 5～7 颈椎高度。

甲状腺峡：多位于第 2～4 气管软骨环前方，少数人缺如。

锥状叶：有时自甲状腺峡向上的伸出部分。

甲状腺悬韧带：是附于喉软骨的甲状腺假被膜内侧增厚部分。甲状腺的外面包有两层被膜，外层为颈深筋膜（假被膜）包绕。

甲状旁腺：常有上、下两对，呈棕黄色，大小如黄豆。上一对位置比较恒定，在甲状腺侧叶后缘上、中 1/3 交界处；下一对位置变异较大，多位于甲状腺侧叶后缘近下端。

肾上腺：左右各一，分别位于左、右肾的内上方。

垂体：位于垂体窝内，借垂体柄与下丘脑相连。

松果体：位于上丘脑缰连合的后上方。

胸腺：位于上纵隔的前部，胸骨柄的后方，呈扁条状的左、右两叶。

七、实验报告

（一）名词解释

1. 产科会阴（会阴体）　2. 坐骨肛门窝　3. 乳房悬韧带　4. 腹膜腔　5. 小网膜
6. 网膜囊　7. 肝肾隐窝　8. 直肠子宫陷凹

（二）问答题

1. 乳腺脓肿切开引流，应选择什么方向切口?为什么?乳房后隙脓肿如何切开引流？为什么？

2. 试释解乳腺癌时，为何会出现肿瘤表面皮肤下陷、"橘皮样变"及乳头回缩现象?

3. 腹膜炎症或腹部手术后的病人多采取半卧位，为什么？

4. 何谓内分泌组织? 何谓内分泌器官?

（三）请对本章教学提出意见和建议

实验 10 脉管系统：心

一、目的要求

1. 简述心的位置、外形、毗邻、心各腔内的形态结构。
2. 简述心壁构造及保证血液在心腔内定向流动的结构。
3. 简述心传导系统的组成、位置及其功能。
4. 简述心的动脉来源及静脉回流概况。
5. 简述心包、心包窦的名称、位置及临床意义。

二、重点

心的位置、外形；心腔内的结构；房、室间隔的结构特点及临床意义；心传导系；心的血管。

三、难点

心壁的结构；心的纤维支架，心传导系的组成；心包及其窦。

四、标本教具

（一）标本

1. 胸壁切开的标本（示心原位）。
2. 心外形（保留出入心腔的结构）。
3. 心各腔切开标本。
4. 新鲜猪或牛心脏（宰杀 1～2 小时内）。
5. 心的动脉与静脉。
6. 心包与心包腔。

（二）模型、挂图

心脏模型和相关挂图。

五、实验操作要点及注意事项

1. 在观察心的外形同时，注意心的体表投影。
2. 对心腔内结构观察，从而理解其功能。
3. 在新鲜动物（羊或牛）心上用染色法显示心传导系中部分纤维。

六、辨认结构

心：位于胸腔中纵隔内，外裹心包，约 2/3 位于正中线左侧，1/3 位于正中线的右侧。
心尖：圆钝、游离，由左心室构成，朝向左前下方。
心底：大部分由左心房、小部分由右心房构成，朝向右后上方。

胸肋面（前面）：朝向前上方，大部分由右心房和右心室构成，小部分由左心耳和左心室构成。

膈面（下面）：略朝向后下，隔心包贴于膈，大部分由左心室，小部分由右心室构成。

下缘（锐缘）：介于膈面与胸肋面之间，近水平位，由右心室和心尖构成。

左缘（钝缘）：圆钝，斜向左下，大部分由左心室构成，小部分由左心耳构成。

右缘：较垂直，由右心房构成。

心尖切迹：前室间沟、后室间沟在心尖右侧的汇合稍凹陷处。

冠状沟：又称房室沟，额状位上心房与心室的分界标志，内有冠状动脉主干。

前室间沟：位于心室的胸肋面，自冠状沟向下达心尖的右侧。

后室间沟：位于心室的膈面，自冠状沟向下达心尖的右侧。

后房间沟：心底部，右心房与右上、下肺静脉交界处的浅沟。

房室交点：房间沟、后室间沟与冠状沟的交界处。

右心房：位于心的右上部，构成心的右缘。

界沟：上、下腔静脉口前缘间，纵行于右心房表面的浅沟，为固有心房与腔静脉窦表面的分界。

界嵴：与界沟相对应的心内面一纵行肌隆起，向下与下腔静脉瓣相续。

下腔静脉口前缘有**下腔静脉瓣**（Eustachian 瓣）。胎儿时期，此瓣有引导下腔静脉血经卵圆孔流入左心房的作用。出生后下腔静脉瓣逐渐退化，只留有一瓣膜残痕。

右心耳：右心房向前方的耳状突出，并遮盖升主动脉的右侧。

梳状肌：固有心房内面许多大致平行排列的肌束。

右房室口：在左前下方通向右心室。

右心房腔静脉窦上、下方分别有**上腔静脉口**和**下腔静脉口**。

冠状窦口：下腔静脉口与右房室口之间的开口。

卵圆窝：房间隔右侧面中下部有一卵圆形凹陷。

Todaro 腱：下腔静脉口前方心内膜下可触摸到的一个腱性结构，它向前经房间隔附着于右纤维三角，向后与下腔静脉瓣相延续。

Koch 三角：右心房冠状窦口前内缘、三尖瓣隔侧尖附着缘和 Todaro 腱之间的三角区。

右心室：位于右心房的前下方，是最靠前的心腔。

室上嵴：位于右房室口与动脉圆锥之间的肌隆起，为流入道与流出道的分界标志。

右室流入道：也称窦部，入口是**右房室口**，有三尖瓣（前、后、隔侧尖），其基底部附于三尖瓣环，边缘有腱索。

动脉圆锥：也称右心室流出道，位于窦部左上方，室壁光滑无肉柱。出口为**肺动脉口**，有三个肺动脉瓣。

乳头肌：基底附着于心室壁，尖端游离并突入心室腔的锥状肌隆起。

前乳头肌：1～5 个，位于右心室前壁中下部，通过腱索 chordae tendineae 连于三尖瓣前、后尖。

后乳头肌：较小，2～3 个，位于下壁，通过腱索连于三尖瓣后尖。

隔侧乳头肌：更小，数目较多，通过腱索多连于隔侧尖。

肉柱：流入道的心室壁许多纵横交错的肌性隆起。

隔缘肉柱：又称**节制索**，自室间隔连于前乳头肌基底部的肌束。

三尖瓣复合体：结构与功能密切关连的三尖瓣环、三尖瓣、腱索、乳头肌。

肺动脉口周缘为**肺动脉瓣环**，由 3 个半环形彼此相连的纤维结缔组织构成的环，环上附 3 个袋状的**肺动脉瓣**。

肺动脉窦：肺动脉瓣与肺动脉壁之间的袋状间隙。

左心房：位于右心房的左后方，构成心底的大部，是心腔中最靠后方的一个。

左心耳：左心房突向左前方的部分。

左房室口：左心房前下方的出口，通向左心室。

左心室：位于右心室的左后方。

左心室流入道：又称左心室窦部，位于二尖瓣前尖的左后方。

二尖瓣：是两片略呈三角形的瓣膜，前尖介于左房室口与主动脉口之间；后尖位于后外侧。

主动脉前庭：左心室流出道，位于左心室的前内侧部，壁光滑，无肉柱，缺乏伸展性和收缩性。

二尖瓣复合体：由功能结构系切关连二尖瓣环、二尖瓣、腱索、乳头肌构成。

前乳头肌：1～5 个，位于左心室前外侧壁的中部，发出腱索连于二尖瓣前、后尖的外侧半和前外侧连合。

后乳头肌：位于左心室后壁的内侧部，以腱索连于两瓣尖的内侧半和后内侧连合。

主动脉口：左心室流出道的出口，位于左房室口的右前方，口周围有主动脉瓣环。

主动脉瓣：主动脉瓣环上附的半月形瓣膜，排列在主动脉口的左、右、后方。

主动脉窦：主动脉瓣膜与相对应的主动脉壁之间形成的袋状间隙。

主动脉窦分为左、右、后 3 个，通常根据有无冠状动脉的开口将主动脉窦命名为**左冠状动脉窦、右冠状动脉窦**和**无冠状动脉窦**。

心纤维结缔组织支架：也称心骨骼，心肌和瓣膜附着处的坚韧而富有弹性的纤维支架结构。包括 2 个**纤维三角**，4 个瓣环（**肺动脉瓣环、主动脉瓣环、二尖瓣环和三尖瓣环**）及**室间隔膜部**等。

右纤维三角：位于二尖瓣环、三尖瓣环和主动脉后瓣环之间，略呈三角形或前宽后窄的楔形。

左纤维三角：位于主动脉左瓣环与二尖瓣环之间。

室间隔膜部：室间隔后上部的不规则膜性部分。

心壁：主要由心内膜、心肌层和心外膜构成。

心内膜：位于心房与心室内面并与大血管内膜相延续，可形成心瓣膜。

心肌（心室肌）：外层斜行、中层环行、内层纵行（形成肉柱、乳头肌）。

心外膜：即浆膜性心包。

房间隔：两层心内膜间夹结缔组织和少量心肌组成，卵圆窝处最薄。

室间隔：位于左、右心室之间，分为膜部和肌部。

心传导系：由特殊分化的心肌细胞构成。

窦房结：心的正常起搏点，位于上腔静脉与右心房交界处、界沟上 1/3 的心外膜深面，肉眼不易辨认。

结间束：目前尚无充分的形态学证据证明有结间束的存在。

房室交界区：又称**房室结区**，由房室结、房室结的心房扩展部和房室束的近侧部组成。

房室结：位于房间隔右心房侧下部 Koch 三角尖端的心内膜深面。

房室束：His 束，穿右纤维三角，沿室间隔膜部后下缘前行。

左束支：发自房室束分叉部，呈瀑布状，行于室间隔左侧心内膜下。

右束支：细长圆索状，自室间隔膜部，沿室间隔右侧面前行，经隔缘肉柱、前乳头肌根部到达右心室前壁。

浦肯野氏纤维网：在心内膜下交织成网进入心肌。

左冠状动脉：起于主动脉的左冠状动脉窦，向左走行于肺动脉干和左心耳之间，沿冠状沟左行并分支。

前室间支：亦称**前降支**，行于前室间沟内，分布左心室前壁、右心室部分前壁、室间隔前 2/3。

旋支：亦称**左旋支**，走行于左侧冠状沟内，沿冠状沟左行，绕心左缘分布于左心室膈面。

右冠状动脉：起于主动脉的右冠状动脉窦，经右心耳与肺动脉根部间入冠状沟右行，至房室交点形成倒"U"形弯曲分为两支。

后室间支：沿后室间沟下行，分布两室后壁及室间隔后 1/3。

右缘支：沿心下缘左行，分布至附近心室壁。

冠状窦：位于心膈面，左心房与左心室之间的冠状沟内，以冠状窦口开口于右心房。

心大静脉：前室间沟内伴左冠状动脉前室间支上行。

心中静脉：伴右冠状动脉的后室间支上行。

心小静脉：在冠状沟内与右冠状动脉伴行，向左注入冠状窦右端。

心前静脉：起于右室前壁，可有 1～4 支，向上越过冠状沟注入右心房。

心最小静脉：是位于心壁内的小静脉。

心包：为包裹心和大血管根部的纤维浆膜囊，外层是纤维心包，内层为浆膜心包。

纤维心包：为坚韧的结缔组织囊，与大血管外膜相移行。

浆膜心包：为贴附于心肌、大血管根部表面及纤维心包内面的浆膜。**脏层**紧贴于心肌表面和大血管根部，又称心外膜；**壁层**贴附于纤维心包的内面。

心包腔：浆膜心包脏、壁两层于大血管根部相互转折移行，两层之间形成潜在性的腔隙。

心包横窦：位于升主动脉、肺动脉干后方与上腔静脉、左心房前壁之间的间隙。

心包斜窦：位于左心房后壁，左肺上、下静脉，右肺上、下静脉，下腔静脉与心包后壁之间的间隙。

心包前下窦：位于心包腔前下部，为心包前壁与下壁相移行处形成的间隙。

七、实验报告

（一）填图题（图14）

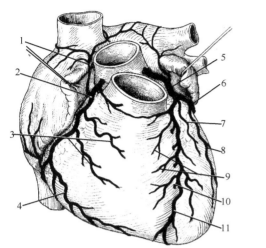

图 14 心的动脉（前面）

1.
2.
3.
4.
5.
6.
7.
8.
9.
10.
11.

（二）绘图题

请绘心外形及血管（后下面观）并标示下列结构：

1. 冠状窦   2. 左肺动脉   3. 主动脉弓及三大分支   4. 上腔静脉   5. 后室间支

6. 左肺静脉

（三）名词解释

1. 室上嵴   2. 房室交点   3. 卵圆窝   4. 二、三尖瓣复合体   5. 动脉韧带

6. 心包腔   7. 隔缘肉柱（节制索）

（四）问答题

1. 心房与心室及左、右心室表面分界标志是什么？标志内分别有什么重要结构？

2. 简述体循环、肺循环的循环途径（包括心腔内结构和途径器官）。

实验 11　动　脉

一、目的要求

1. 简述主动脉的分段及其主要分支。
2. 简述颈总动脉、颈外动脉的分支及分布。
3. 简述上、下肢动脉的来源、行径、主要分支及分布。
4. 简述腹主动脉的分支及分布。
5. 简述盆部动脉的来源、主要分支及分布。

二、重点

肺动脉和主动脉的起止、行径及其分部；主动脉的起始位置、行径、分部及主要分支，各部动脉干的起始、行径、主要分支与分布；头、颈部、上肢常用的止血点的部位；腹腔干，肠系膜上、下动脉分支名称、分布范围。

三、难点

动脉韧带；颈动脉窦和颈动脉小球的位置与功能；掌浅弓、掌深弓的组成；腹腔不成对动脉分布情况、盆腔动脉分布情况。

四、标本教具

（一）标本

1. 离体心（示主动脉弓及其分支、动脉韧带）。
2. 头、颈、上肢、下肢血管。
3. 胸后壁（保留心及主动脉分段、肋间后动脉）。
4. 腹腔干分支（保留部分空、回肠）。
5. 腹后壁（示肠系膜上、下动脉及其分支，下腔静脉及其属支）。

（二）模型、挂图

心的模型和全身各部动脉挂图。

五、实验操作要点及注意事项

1. 动脉分支往往有变异，确定其名称多应以到达部位为依据。
2. 能在体表触及动脉搏动的动脉，在自己身上触摸。
3. 血管标本很容易损伤，请大家保护。

六、辨认结构

肺动脉干：于升主动脉根部的前方起始于右心室，至主动脉弓的下方分为左、右肺动脉。

　　左肺动脉：较短，横行向左至左肺门，分两支入左肺。

　　右肺动脉：较长，经主动脉和上腔静脉后方至右肺门分为三支入右肺。

　　动脉韧带：连于主动脉弓下缘与肺动脉干分叉处稍左侧的纤维性结缔组织索（由胚胎时期动脉导管闭索的遗迹）。

　　升主动脉：起自左心室，斜向右上前方，至右侧第 2 胸肋关节处移行主动脉弓。

　　主动脉弓：呈弓形弯向左后至第 4 胸椎下缘左侧移行为降主动脉。

　　胸主动脉：沿脊柱左前方下行，达第 12 胸椎高度穿膈的主动脉裂孔，移行为腹主动脉。

　　腹主动脉：沿腹部脊柱左前方下行至第 4 腰椎下缘分为左、右髂总动脉。

　　主动脉弓的凸侧自右向左依次发出 3 大分支，即**头臂干**、**左颈总动脉**和**左锁骨下动脉**。

　　颈总动脉：是头颈部的主要动脉主干。左颈总动脉起自主动脉弓，右颈总动脉起自头臂干，经胸锁关节后方，沿食管、气管和喉外侧上行，平甲状软骨上缘分颈内、外动脉。

　　颈动脉窦：颈总动脉末端和颈内动脉起始部的膨大部分，为压力感受器。

　　颈动脉小球：连于颈内、外脉分叉处后方的扁椭圆形小体，为化学感受器。

　　颈外动脉：自颈总动脉分出，初位于颈内动脉前内侧，经其前方转至外侧，上行穿腮腺至下颌颈处分为颞浅动脉和上颌动脉。

　　甲状腺上动脉：起自颈外动脉的起始部，向前下走行达甲状腺侧叶上端。

　　舌动脉：平对舌骨大角起自颈外动脉，经舌骨舌肌深面进入舌内。

　　面动脉：自舌动脉稍上方，经下颌下腺深面，绕下颌骨下缘咬肌前缘至面部，沿口角鼻翼外侧上行易名内眦动脉。

　　颞浅动脉：耳屏前方经颧弓根部浅面至颞部皮下。

　　上颌动脉：平下颌颈深面入颞下窝，在翼外肌浅（深）面入翼腭窝。

　　脑膜中动脉：上颌动脉的主要分支，向上穿棘孔入颅腔。

　　颈内动脉：平甲状软骨上缘自颈总动脉分出，垂直上行穿颈动脉管入颅，在颈部无分支。

　　锁骨下动脉：右侧起自头臂干，左侧起于主动脉弓，弓形向外经胸膜顶前方，穿斜角肌间隙，至第 1 肋外缘延续为腋动脉。

　　椎动脉：在前斜角肌内侧起始，向上穿第 6～1 颈椎横突孔，经枕骨大孔入颅腔。

　　胸廓内动脉：向下入胸腔，沿第 1～6 肋软骨后面下降。

　　甲状颈干：为一短干，在椎动脉的外侧起始，即刻分为甲状腺下动脉、肩胛上动脉等分支。

　　腋动脉：在第 1 肋外缘由锁骨下动脉延续而来，经腋窝至大圆肌下缘移行为肱动脉。

　　胸肩峰动脉：穿锁胸筋膜，分支分布于三角肌、胸大肌、胸小肌和肩关节。

　　胸外侧动脉：在胸侧壁沿胸小肌下缘走行。

　　肩胛下动脉：发出后向后下方走行，分为胸背动脉和旋肩胛动脉。前者至背阔肌和前锯肌；后者穿三边孔至冈下窝。

　　旋肱后动脉：较旋肱前动脉粗大，伴腋神经穿四边孔，绕肱骨外科颈的后外侧至三角肌和肩关节等。

　　胸上动脉：分布于第 1、2 肋间隙。

　　旋肱前动脉：经喙肱肌、肱二头肌短头与肱骨外科颈之间，与旋肱后动脉吻合。

肱动脉：续于腋动脉，在肱二头肌内侧下行至肘窝，平桡骨颈高度分为桡动脉和尺动脉。

肱深动脉：肱动脉的最主要分支，斜向后外方，伴桡神经绕桡神经沟下行。

桡动脉：先经肱桡肌和旋前圆肌之间，继而在肱桡肌肌腱和桡侧腕屈肌肌腱之间下行，绕桡骨茎突至手背，穿第 1 掌骨间隙至手掌。

掌浅支：在桡腕关节处发出，下行至手掌与尺动脉末端吻合形成掌浅弓。

拇主要动脉：在掌侧深部发出 3 分支至食指和拇指。

尺动脉：在尺侧腕屈肌与指浅屈肌之间下行，经豌豆骨桡侧至手掌。

骨间总动脉：于肘窝处发出，行至前臂骨间膜的上端分为骨间前和骨间后动脉。

掌深支：在豌豆骨远侧由尺动脉发出，穿小鱼际与桡动脉的末端吻合成掌深弓。

掌浅弓：由尺动脉末端与桡动脉掌浅支吻合而成。弓的凸侧发出 3 条指掌侧总动脉和 1 条小指尺掌侧动脉。

掌深弓：由桡动脉末端和尺动脉的掌深支吻合而成。由弓的凸侧发出 3 条掌心动脉。

肋间后动脉：9 对胸主动脉的壁支，分布于第三肋间隙以下，行于相应肋间隙的肋沟内。

肋下动脉：沿第 12 肋下缘走行。

腹腔干：为一粗短动脉干，于主动脉裂孔的稍下方自腹主动脉前壁发出，随即分为 3 支，即胃左动脉、脾动脉和肝总动脉。

胃左动脉：发出后向左上方走行至胃贲门附近，再沿胃小弯向右行于小网膜两层之间。

肝总动脉：向右走行至十二指肠上部的上缘进入肝十二指肠韧带。

肝固有动脉：在肝门静脉前方、胆总管左侧上行于肝十二指肠韧带内。

胃右动脉：肝固有动脉发出，在小网膜内下行至幽门上缘，继而左行与胃左动脉吻合。

胆囊动脉：肝固有动脉的右支在入肝门之前发出分支分布于胆囊。

胃十二指肠动脉：经十二指肠上部后方下行至幽门下缘水平分为胃网膜右动脉和胰十二指肠上动脉。

胃网膜右动脉：沿胃大弯向左走行，与胃网膜左动脉吻合。

脾动脉：较粗，沿胰上缘左行至脾门，分数条脾支入脾。

胃短动脉：在脾门附近脾动脉发出的 3～5 条分支，经胃脾韧带分布于胃底。

胃网膜左动脉：沿胃大弯向右行，末端与胃网膜右动脉吻合。

胃后动脉：1～2 条，行于网膜囊后壁腹膜的后面至胃底。

肠系膜上动脉：在腹腔干根部的稍下方，平第 1 腰椎的高度起自腹主动脉前壁，经十二指肠水平部的前方进入小肠系膜根内。

空肠动脉和回肠动脉：13～18 支，发自肠系膜上动脉左侧壁，行于肠系膜内，反复分支并吻合形成多级动脉弓，分布于空肠和回肠。

阑尾动脉：经回肠末端的后方进入阑尾系膜。

中结肠动脉：胰下缘附近起于肠系膜上动脉，向前进入横结肠系膜。

右结肠动脉：发自肠系膜上动脉的右侧壁，向右行，分升、降支与中结肠动脉和回结肠动脉的分支吻合。

肠系膜下动脉：约平第 3 腰椎高度起自腹主动脉前壁，行向左下方，分支分布于结肠左曲、降结肠、乙状结肠和直肠上部。

左结肠动脉：横行向左，至降结肠附近分升、降支，分别与中结肠动脉和乙状结肠动脉的分支吻合。

乙状结肠动脉：2～3 支，斜向左下方进入乙状结肠系膜内。

直肠上动脉：为肠系膜下动脉的直接延续，至第 3 骶椎处分为两支，沿直肠两侧分布于直肠。

肾上腺中动脉：平第 1 腰椎高度，起自腹主动脉两侧壁，向外走行，分别至左、右肾上腺。

肾动脉：平对第 1～2 腰椎高度，起自腹主动脉的侧壁，经肾静脉的后面到达肾门入肾。

睾丸动脉：细而长，在肾动脉起始处稍下方由腹主动脉前壁发出沿腰大肌前面斜向外下方，然后穿入腹股沟管。在女性则为**卵巢动脉**，经卵巢悬韧带下行入盆腔。

腰动脉：共有 4 对，起自腹主动脉后壁，向外侧进入腰大肌的深面。

髂内动脉：是短的动脉主干，沿骨盆侧壁下行，分出壁支和脏支。

膀胱下动脉：向前内侧行，分布于膀胱底、精囊、前列腺、输尿管下段等。

直肠下动脉：为细小分支，分布于直肠下部。

子宫动脉：沿骨盆腔侧壁下行，进入子宫阔韧带底部双层腹膜之间，于距子宫颈外侧约 2 cm 处跨过输尿管的前上方，再沿子宫颈外侧迂曲上行。

阴部内动脉：穿梨状肌下孔出盆腔，经坐骨小孔至坐骨直肠窝。发出肛动脉、**会阴动脉**、**阴茎（蒂）背动脉**等支，分布于肛门、会阴和外生殖器。

闭孔动脉：与闭孔神经伴行穿闭膜管至大腿内收肌群之间。

臀上动脉和臀下动脉：分别经梨状肌上、下孔出骨盆，至臀部、臀大肌深面。

髂外动脉：沿腰大肌内侧缘下降，经腹股沟韧带的深面进入股三角，移行为股动脉。

腹壁下动脉：是髂外动脉在穿越腹股沟韧带之前发出的一分支，向内上斜行入腹直肌鞘内，并与腹壁上动脉吻合。

旋髂深动脉：平腹壁下动脉起点自髂外动脉发出，沿腹股沟韧带深面外行，至髂嵴内面转向后。

股动脉：由髂外动脉延续而来，在股三角内下行，经收肌管，出收肌腱裂孔至腘窝，移行为腘动脉。

股深动脉：在腹股沟韧带下方 3～4cm 处发自股动脉，向后内下方经股内侧肌与收肌群之间，末端位于长收肌与大收肌之间。

旋股内侧动脉：由股深动脉或股动脉发出，至耻骨肌与髂腰肌之间，然后于短收肌和闭孔外肌之间分支。

旋股外侧动脉：由股深动脉或股动脉发出，向外穿股神经的分支，在缝匠肌、股直肌与髂腰肌之间分支分布。

穿动脉：一般为 3 条，从短收肌上缘、前面和下缘穿短收肌，再穿大收肌和长收肌或各肌之间至股后肌群及股骨。

腘动脉：位于腘窝深部，下行至腘肌下缘分为胫前动脉和胫后动脉。

胫后动脉：沿小腿后面浅、深层屈肌之间下行，经内踝后方足底，分为**足底内侧动脉**和**足底外侧动脉**。

腓动脉：由胫后动脉上部发出，沿腓骨内侧下行。

胫前动脉：自腘动脉分出后，沿小腿前群肌之间下行，至踝关节的前方，在小腿伸肌下支持带下缘移行为足背动脉。

足背动脉：为胫前动脉的直接延续，经踇长伸肌腱和趾长伸肌腱之间前行，至第 1 跖骨间隙近侧分为第 1 跖背动脉和足底深支 2 终支。

七、实验报告

（一）绘图题

请绘腹腔干及其分支的动脉（胃前面），并标示下列结构：

1. 胃左动脉　2. 肝总动脉　3. 肝固有动脉　4. 胃十二指肠动脉　5. 脾动脉

6. 胃网膜左动脉

（二）名词解释

1. 颈动脉窦　2. 颈动脉小球　3. 掌浅弓　4. 掌深弓

（三）问答题

1. 主动弓凸侧缘有哪些分支？腹主动脉（成对、不成对）脏支有哪些？

2. 腹腔干有哪些分支？肠系膜上动脉的分支有哪些？肠系膜下动脉的分支有哪些？

3. 颈外动脉包括哪些分支？供给胃的动脉有哪些？各为哪条动脉的分支？

实验 12　静脉、淋巴系统

一、目的要求

1. 简述上腔静脉的组成、起止、行径；头臂静脉、静脉角的构成（颈内静脉、锁骨下静脉的起止和属支）；头静脉、贵要静脉、肘正中静脉的起始、行径及注入部位。简述奇静脉的起止，半奇静脉、副半奇静脉的起止；知道椎静脉丛的位置、交通和结构特点。

2. 简述下腔静脉、髂总静脉、髂内静脉、髂外静脉的起止与行径；肾静脉、睾丸（卵巢）静脉注入及特点。简述大隐静脉、小隐静脉的起始、行径及注入部位。简述肝门静脉的组成、属支和主要收纳范围，肝静脉的汇入部位。

3. 知道下腔静脉和髂外静脉及属支；盆腔各静脉丛的位置；下肢浅、深静脉的交通支。

4. 简述胸导管、右淋巴导管的起止、行径、收集范围（属支）。简述 9 条淋巴干的起始淋巴结，汇入的管或结；理解淋巴器官、淋巴组织；知道头、颈、上肢、胸、腹、盆和下肢的局部淋巴结群。

5. 简述脾的位置、形态。

二、重点

上、下腔静脉系的组成；胸导管、右淋巴导管的组成、位置、行径及收集范围和流注关系；脾的形态、位置与毗邻。

三、难点

门静脉——上、下腔静脉的吻合；胸导管的组成；右淋巴导管的组成；腋淋巴结的分群、位置及临床意义。

四、标本教具

（一）标本

1. 胸后壁（保留心及出入大血管）。
2. 腹后壁（示上、下腔静脉及其属支）。
3. 淋巴系统触摸标本（小孩）。
4. 完整尸体示全身静脉。
5. 淋巴管、淋巴结及胸导管标本。

（二）模型、挂图

1. 淋巴系模型。
2. 静脉、淋巴系统结构相关挂图。

五、实验操作要点及注意事项

1. 静脉变异较多，应予以仔细观察、辨认。
2. 血管标本很容易损伤，请大家爱护。

六、辨认结构

1. 静脉

静脉：是运送血液向心流动的血管。

肺静脉：将肺内含氧较多的动脉血输送入左心房，左右成对，分别称为左上、**左下肺静脉**和右上、**右下肺静脉**。起自肺门，注入左心房后部的两侧。

上腔静脉：在右侧第 1 胸肋连结的后方，由左、右头臂静脉合成，沿升主动脉右侧下行，至右侧第 3 胸肋关节下缘注入右心房。

颈内静脉：于颈静脉孔处续于乙状窦，在颈动脉鞘内下行颈内动脉和颈总动脉的外侧，至胸锁关节的后方于锁骨下静脉汇合。

面静脉：起自内眦静脉，在面动脉的后方下行，在下颌角下方跨过颈内、外动脉表面注入颈内静脉。

颞浅静脉：与颞浅动脉相伴行，主要收集颅顶软组织的静脉血。

下颌后静脉：由颞浅静脉和上颌静脉在腮腺内汇合而成，下行至腮腺下端分为前、后两支，前支汇入面静脉，后支续为颈外静脉。

颈外静脉：沿胸锁乳突肌表面下行至该肌后缘，在锁骨中点上方穿深筋膜，注入锁骨下静脉或静脉角。

颈前静脉：沿颈前正中线两侧下行，穿过深筋膜，注入颈外静脉末端或锁骨下静脉。

头臂静脉：又称无名静脉，由同侧颈内静脉和锁骨下静脉在胸锁关节后方汇合而成。汇合处的夹角称**静脉角**，是淋巴导管注入静脉的部位。

锁骨下静脉：位于颈根部，腋动脉的前下方。

腋静脉：位于腋动脉的前内侧。

头静脉：起自手背静脉网的桡侧，沿前臂的桡侧、肘部的前面、肱二头肌外侧沟上行，经三角肌和胸大肌肌间沟至锁骨下方穿深筋膜注入腋静脉或锁骨下静脉。

贵要静脉：起自手背静脉网的尺侧，沿前臂的尺侧上行，至肘部转至前面，经肱二头肌内侧沟上行至臂中点平面，穿深筋膜注入肱静脉或伴肱静脉上行注入腋静脉。

肘正中静脉：肘窝处斜行连于头静脉和贵要静脉之间的静脉。

奇静脉：起于右腰升静脉，沿胸椎体右侧上行至第 4 胸椎高度，向前勾绕右肺根上方注入上腔静脉。

半奇静脉：起自左腰升静脉，沿胸椎体左侧上行，约达第 8 胸椎椎体高度向右跨越脊柱，注入奇静脉。

副半奇静脉：沿胸椎椎体左侧下行，注入半奇静脉或向右跨过脊柱前面注入奇静脉。

下腔静脉：由左、右髂总静脉平第 4、5 腰椎右前方合成，沿腹主动脉右侧，经肝的腔静脉沟，穿膈腔静脉孔入右心房。

髂总静脉：由髂外静脉和髂内静脉在骶髂关节的前方汇合而成。

髂内静脉：位于髂内动脉的后内侧。

髂外静脉：位于髂外动脉内侧，但上端右髂外静脉位于动脉的后方。

股静脉：与股动脉伴行，在腹股沟韧带附近位于股动脉的内侧。

大隐静脉：在足内侧缘起自足背静脉弓，经内踝前方，沿小腿内侧、膝关节内后方、大腿内侧面上行，至耻骨结节外下方 3～4cm 处穿阔筋膜的隐静脉裂孔，注入股静脉。

小隐静脉：在足外侧缘起自足背静脉弓，经外踝后方，沿小腿后面上行，至腘窝下角穿深筋膜注入腘静脉。

睾丸静脉：左侧以直角汇入左肾静脉，右侧以锐角直接注入下腔静脉。

卵巢静脉：在卵巢悬韧带内上行，汇合成卵巢静脉，注入部位同男性。

肾静脉：经肾动脉前面向内侧走行，注入下腔静脉。

肾上腺静脉：左侧注入左肾静脉，右侧注入下腔静脉。

肝静脉：包括肝左静脉、肝中静脉和肝右静脉以及细小的静脉，在肝的腔静脉沟处斜行注入下腔静脉。

肝门静脉：由脾静脉与肠系膜上静脉在胰颈后方合成，进入肝十二指肠韧带，在肝固有动脉和胆总管的后方上行至肝门，分为左、右两支入肝。

脾静脉：起自脾门，经脾动脉下方和胰后方上部右行。

肠系膜上静脉：沿同名动脉右侧上行。

肠系膜下静脉：位于同名动脉的左侧。

胃左静脉：与胃左动脉伴行，沿胃小弯至贲门，然后向右，越过主动脉前方，汇入肝门静脉。

胃右静脉：与同名动脉伴行，接受同名动脉分布结构的静脉血。

胆囊静脉：变异较大，可注入肝门静脉主干或肝门静脉右支。

附脐静脉：经肝圆韧带表面或实质内注入肝门静脉。

2. 淋巴系统

胸导管：起于第 1 腰椎前方由左、右腰干和肠干汇合而成的**乳糜池**，向上经主动脉裂孔进入胸腔，沿脊柱右前方，食管后方上行，至第 4～5 胸椎高度左侧斜行，然后沿食管左缘上行，经胸廓上口至颈根部左侧，注入左静脉角。

右淋巴导管：长 1～1.5 cm，由右颈干、右锁骨下干和右支气管纵隔干汇合而成，注入右静脉角。

脾：位于左季肋部，胃底的左侧，左肾及左肾上腺的前面，结肠左曲的上方，第 9～11 肋深面，长轴与第 10 肋一致。

脾的膈面：光滑隆凸，朝向外上，与膈相贴。**脏面**凹陷，此面中央有成裂隙状的**脾门**，是脾血管和神经出入之处。脾上缘锐利，前部有 2～3 个深陷的**脾切迹**，是触诊辨认脾的特征性标志。

下颌下淋巴结：位于下颌下腺附近。

颈内静脉二腹肌淋巴结：位于二腹肌后腹与颈内静脉交角处，又称**角淋巴结**。

斜角肌淋巴结：位于前斜角肌前方的淋巴结，其左侧斜角肌淋巴结又称 Virchow 淋巴结。

锁骨上淋巴结：沿颈横血管排列的淋巴结。

腋淋巴结：位于腋窝内，按位置分为 5 群：

①**胸肌淋巴结**：位于胸小肌下缘，胸外侧动、静脉周围；

②**外侧淋巴结**：位于腋静脉远侧段周围；

③**肩胛下淋巴结**：位于腋窝后壁、肩胛下动、静脉周围；

④**中央淋巴结**：位于腋窝中央疏松结缔组织中；

⑤**腋尖淋巴结**：沿腋静脉近侧段排列。

腹股沟浅淋巴结：上组沿腹股沟韧带下方排列，下组沿大隐静脉末端排列。

腹股沟深淋巴结：位于股静脉根部周围。

支气管肺淋巴结：又称肺门淋巴结，位于肺门处，肺血管和支气管之间。

气管支气管淋巴结：分为上、下两群，分别位于气管杈的上、下方。

气管旁淋巴结：多沿气管两侧排列，分为上、中、下 3 群。

腰淋巴结：位于下腔静脉和腹主动脉周围，有 30～50 个。

腹腔淋巴结：位于腹腔干周围，收纳肝、胆囊、胰、脾、胃、十二指肠等器官的淋巴。

肠系膜上淋巴结：位于肠系膜上动脉根部周围，收集相应动脉分布区域的淋巴。

肠系膜下淋巴结：位于肠系膜下动脉根部，收集自结肠左曲至直肠上部的淋巴管。

髂总淋巴结：位于髂总动、静脉周围。

髂内淋巴结：沿髂内动脉及其分支排列。

髂外淋巴结：沿髂外动静脉排列。

颈干：由颈外侧下深淋巴结的输出淋巴管合成。

锁骨下干：腋尖淋巴结的输出淋巴管形成的淋巴干。

支气管纵隔干：气管旁淋巴结、纵隔前淋巴结和胸骨旁淋巴结的输出淋巴管汇合成的淋巴干。左、右支气管纵隔干分别注入胸导管和右淋巴导管。

腰干：腰淋巴结的输出淋巴管汇合成的淋巴干，其与肠干共同形成乳糜池。

肠干：腹腔淋巴结、肠系膜上淋巴结和肠系膜下淋巴结的输出淋巴管汇合成的一条淋巴干，向上注入乳糜池。

七、实验报告

（一）填图题（图 15）

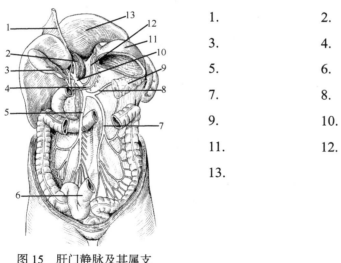

1.　　　　　　　　2.

3.　　　　　　　　4.

5.　　　　　　　　6.

7.　　　　　　　　8.

9.　　　　　　　　10.

11.　　　　　　　12.

13.

图 15　肝门静脉及其属支

（二）绘图题

请绘大隐静脉及其属支，并标示下列结构：

1. 大隐静脉　2. 股外侧浅静脉　3. 股内侧浅静脉　4. 旋髂浅静脉

5. 腹壁浅静脉　6. 阴部外静脉　7. 股静脉

（三）名词解释

1. 静脉角　2. 翼丛　3. 局部淋巴结　4. 锁骨上淋巴结　5. 乳糜池
6. 面部危险三角　7. Virchow 淋巴结

（四）问答题

1. 经手背静脉输入药物，需经哪些途径才能到达阑尾或腭扁桃体？

2. 口服痢特灵或黄连素治疗腹泻，患者有尿后，常发现自己的尿液变黄或发红；试述药物在体内的循环途径（箭头示方向）。

3. 鼻咽癌、舌根癌、胃癌、食管下部癌可转移至哪些颈淋巴结？这些肿大的淋巴结在何处可以触及？

4. 乳房的淋巴引流途径如何？乳房外侧部癌肿时，癌细胞首先侵及哪些淋巴结群？临床检查在何处能触及到这些肿大的淋巴结？

（五）请对本章教学提出意见和建议

实验 13　视器、听器

一、目的要求

1. 简述眼球壁外、中、内膜等各层的形态结构特点和功能，眼球内容物的构成。
2. 说明眼副器的结构特点，运动眼球和眼睑各肌名称、作用和神经支配。
3. 简述眼的血管供应和神经支配。
4. 简述外耳的组成，外耳道分部及其结构特点。
5. 简述鼓膜张肌、镫骨肌的位置及神经支配和作用，乳突窦及小房的位置、开口及临床意义。
6. 简述内耳的位置和分部，骨迷路和膜迷路的形态、结构及功能，内、外淋巴液的存在部位、产生、作用及其循环。
7. 简述前庭神经和蜗神经的起始、行径和功能，声波传递和感受过程。

二、重点

眼球壁的层次关系，各层结构组成；眼球内容物的名称；泪器的组成；眼房的位置、分部；中耳和内耳的位置、组成、形态特点及其功能。

三、难点

与眼的运动、视觉调节有关的神经；鼓室的形态、骨迷路与膜迷路的组成；Corti 器的位置、组成及功能；内、 外淋巴液的存在部位、产生、作用及循环。

四、标本教具

（一）标本

1. 新鲜动物眼球。
2. 已切开的眼球壁（显示各壁、眼底结构）。
3. 眼外肌。
4. 泪道组成及其开口部位。
5. 前庭蜗器在颅（颞骨）的部位。
6. 中耳鼓室各壁及其内的听小骨。
7. 三块听小骨（分离，封装）。

（二）模型、挂图

1. 眼球模型。
2. 听器模型。
3. 感觉器相关挂图。

五、实验操作要点及注意事项

1. 借助眼球模型观察，对照实物标本，切开眼球时应在教师指导下完成。

2. 观察眼外肌时请不要用力牵拉。

3. 内耳结构细小、复杂，需仔细观察辨认；理解其基本结构需借助模型与简图，声波传导途径应与前庭蜗器的基本结构密切联系。

六、辨认结构

1. 视器

角膜：前 1/6，无色透明，无血管，神经末梢丰富，曲度较大，屈光。

巩膜：后 5/6，厚而坚韧，乳白色，不透明，巩膜静脉窦。

虹膜：血管膜的最前部，角膜后方，呈冠状位的圆盘形薄膜，中央有一圆孔，称**瞳孔**。

睫状体：位于虹膜与脉络膜移行部的内面，为眼球血管膜的环形增厚部分。

脉络膜：为血管膜的后 2/3 部分，填充在巩膜与视网膜色素上皮层之间。

视网膜：即内膜，紧贴在血管膜的内面。

晶状体：位于虹膜与玻璃体之间，呈双凸透镜状。

玻璃体：充满晶状体与视网膜之间无色透明胶状物，约占眼球内腔的 4/5。

巩膜静脉窦：巩膜与角膜交界深面的一环形小管。

瞳孔：虹膜中央的一圆孔。

眼房：角膜与晶状体之间的间隙。虹膜将眼房分为较大的**眼前房**和较小的**眼后房**，前、后眼房借瞳孔相通。

睫状肌：睫状体内由外向内的纵行、放射状、环行 3 种不同排列方向的平滑肌。

睫状突：睫状体前部肥厚，并有向内突出并呈放射状排列的皱襞。

睫状环：睫状体后部平坦光滑处。

睫状小带：连结睫状突与晶状体的细丝状结构。

视神经盘（视神经乳头）：视神经穿出眼球壁形成的一白色圆形隆起，此处无感光细胞，称**生理盲点**。

黄斑：在视神经乳头颞侧约 3.5mm 处稍下方一浅黄色的区域，其中央有一凹陷称**中央凹**，为视觉最敏锐的部位。

晶状体皮质：为晶状体实质的表层与晶状体表面平行呈环状排列的晶状体纤维。

晶状体核：晶状体中心部位的晶状体纤维。

眼副器：包括眼睑、结膜、泪器、眼球外肌以及眼球鞘和眶脂体等。

眼睑（上、下睑睫毛）：为一能活动的皮肤皱褶，位于眼球前方。睑缘处有 2～3 行睫毛，上、下睑睫毛均弯曲向前。

睑裂：上、下眼睑之间的裂隙。

　　　　睑裂的内、外侧端都成锐角，分别称**内眦**和**外眦**。

睑结膜：起自睑缘，被覆在上、下眼睑内面的结膜。

球结膜：覆盖在巩膜前面，止于角膜缘的结膜。

结膜穹隆：介于上、下睑结膜和球结膜相互移行处，分别形成**结膜上穹**和**结膜下穹**。

泪腺：位于眶上壁前外侧部的泪腺窝内。

泪小管：起自泪点，分为上、下泪小管，先与睑缘成垂直方向行走，然后近乎直角转向内，汇合一起开口于泪囊上部。

泪湖：圆钝的内眦与与眼球之间围成的间隙。

泪阜：泪湖底一粉红色圆形小丘。

泪点：对向泪湖，位于上、下睑内侧端泪乳头的中央，是泪道的起始部分。

泪囊：为一膜性囊，位于眶内侧壁前下部的泪囊窝内。

鼻泪管：泪囊下端的一膜性管道，上部包埋于骨性鼻泪管中，下部在鼻腔外侧壁黏膜深面，开口于下鼻道。

眼外肌：为视器的运动装置，包括 6 块运动眼球的肌肉和 1 块上睑提肌。

上睑提肌：起自视神经管的前上方眶壁，在上直肌上方向前走行止于上睑的皮肤和上睑板。

上直肌、**下直肌**、**内直肌和外直肌**，这些肌均起自视神经管周围的总腱环，向前分别止于眼球前部巩膜的上、下、内侧和外侧面。

上斜肌：起自总腱环的上内侧的眶壁，在上直肌和内直肌间前行，以纤细的肌腱经过眶内侧壁前上方的滑车，转向眼球的后外方。

下斜肌：起自眶下壁的前内侧，斜向后外，止于眼球下份的后外侧面。

眶脂体：是填充于框内各结构之间的脂肪组织。

眶筋膜：包括眶骨膜、眼球筋膜鞘、肌筋膜鞘和眶隔。

眼动脉：颈内动脉在颅底内面于前床突内侧发出的分支。

视网膜中央动脉：是眼动脉入眶后的第一条分支，在眼球后方穿入视神经内，沿视神经中央前行至视神经盘处分为 4 支进入视网膜内。

2. 耳

外耳道：外耳门→鼓膜，前内→后内上→前内下，呈"S"状弯曲。

鼓膜：位于外耳道与鼓室之间，椭圆形，向前、下、外倾斜。

鼓膜中心部的凹面最深处称**鼓膜脐**，自鼓膜脐可见一条向前上方走行的白线，称锤纹，锤纹上端向前后发出锤骨前襞和锤骨后襞，将鼓膜分成下方大约 3/4 区域的**紧张部**，前上方 1/4 部分的**松弛部**。在正常活体当光线照在鼓膜上，鼓膜脐的前下方有一三角形反光区，称**光锥**。

鼓室：是颞骨岩部内含气的小腔隙，位于鼓膜与内耳外侧壁之间。

外侧壁：又称**鼓膜壁**，大部分由鼓膜构成，鼓膜上方有**鼓室上隐窝**，构成外侧壁上部。

上壁：又称**盖壁**，由颞骨岩部的鼓室盖构成，分隔鼓室和颅中窝。

下壁：又称**颈静脉壁**，分隔鼓室和颈静脉窝。

前壁：又称**颈动脉壁**，为颈动脉管的后壁。此壁上方为鼓膜张肌半管，下方为咽鼓管半管。

内侧壁又称迷路壁：是内耳前庭部的外侧壁，中部隆凸称**岬**。

前庭窗（卵圆窗）：岬后上方的卵圆形小孔，被镫骨底封闭。

蜗窗（圆窗）：岬后下方的圆形孔，活体上被结缔组织膜封闭，又称**第二鼓膜**。

面神经管凸：前庭窗后上方的弓形隆起，内有面神经通过。

后壁：又称**乳突壁**，上宽下窄，上部有**乳突窦**开口。乳突窦开口的下方有一锥状隆起，称**锥隆起**，内藏镫骨肌。

乳突窦：是鼓室向后上方通入的一个腔隙。

乳突小房：是乳突内许多大小、形状不等且相互交通的蜂窝状小腔。

听小骨：鼓室内有三块听小骨，由外侧向内侧分别是**锤骨**、**砧骨**和**镫骨**。

鼓膜张肌：起于鼓膜张肌半管，止于锤骨柄上端，收缩时以紧张鼓膜。

镫骨肌：位于锥状隆起内，止于镫骨颈，收缩时松弛鼓膜。

咽鼓管：也称 Eustachian 管，是连通鼓室和鼻咽部的管道，两端开口分别是咽鼓管鼓室口和咽鼓管咽口。

咽鼓管可分为后外侧 1/3 的**骨部**和前内侧 2/3 的**软骨部**。

咽鼓管咽口：开口于鼻咽部侧壁，约在下鼻甲后方 1 cm 处。

咽鼓管鼓室口：在颈动脉壁的上部，鼓膜张肌半管下方的开口。

骨迷路：由骨密质围成的腔和管，从前内侧向后外侧沿颞骨岩部的长轴排列，依次为耳蜗、前庭和骨半规管 3 部分。

耳蜗：位于骨迷路的最前方，是一卷曲的骨管，形似蜗牛壳，由**蜗螺旋管**或称骨螺旋管环绕蜗轴两圈半构成。

前庭：位于骨迷路中部，其外侧壁即鼓室的内侧壁，上有**前庭窗**和**蜗窗**。

骨半规管：位于前庭的后部，是 3 个相互垂直的半环形骨管，分为**前骨半规管**，**外骨半规管**和**后骨半规管**。

每个骨半规管有两个骨脚连于前庭，其中一个膨大骨脚称**壶腹骨脚**，脚上的膨大部称**骨壶腹**，另一个骨脚细小称**单骨脚**。前骨半规管和后骨半规管的单骨脚合成一个**总骨脚**。

膜迷路：为套入骨迷路内封闭的膜性囊和管，从前向后可分为蜗管、椭圆囊和球囊、膜半规管 3 部分。

椭圆囊和球囊：位于骨迷路的前庭内，椭圆囊在后上方，球囊在前下方。

在椭圆囊上端的底部和前壁上有**椭圆囊斑**，球囊的前上壁有**球囊斑**。能感受头部静止的位置及直线变速运动引起的刺激。

膜半规管：位于同名骨半规管内，分别称为**前（上）膜半规管**、**外（水平）膜半规管**、**后膜半规管**。在骨壶腹内的部分也相应膨大称**膜壶腹**。膜壶腹壁上有**壶腹嵴**，能感受头部旋转变速运动的刺激。

蜗管：耳蜗的蜗螺旋管内，位于骨螺旋板与蜗螺旋管外侧壁之间。有 3 个壁：上壁为**蜗管前庭壁（前庭膜）**，下壁由骨螺旋板和蜗管鼓壁又称**螺旋膜或基底膜**）组成。在螺旋膜上有**螺旋器**又称 **Corti 器**，是听觉感受器。

七、实验报告

（一）绘图题

请绘出眼球水平切面并标示下列结构：

1. 角膜　2. 巩膜　3. 虹膜　4. 睫状体　5. 睫状小带　6. 脉络膜　7. 视网膜
8. 视神经　9. 黄斑中央凹　10. 晶状体　11. 玻璃体　12. 眼前房　13. 眼后房
14. 视轴　15. 眼轴

（二）名词解释

1. 巩膜静脉窦　2. 眼房　3. 视神经盘　4. 黄斑　5. 结膜穹　6. 耳蜗
7. Corti 器

（三）问答题

1. 简述房水的产生及循环途径。
2. 简述泪液的产生及排出途径。
3. 简述鼓室壁的构成、毗邻、通连和临床意义。
4. 在鼓膜穿孔时，病人能听到声音吗？为什么？

实验 14　脊髓、脑干、小脑

一、目的要求

1. 简述神经系统区分（中枢神经系统、周围神经系统）；复述灰质、白质、神经核、神经节、神经、传导束及网状结构的概念。

2. 简述脊髓外形和位置；描述脊髓灰、白质配布；辨认灰质前、后、侧角的主要核团，理解脊髓灰质细胞构筑分层；简述脊髓主要纤维束的位置和起止；简述脊髓节段与椎骨的对应关系；理解脊髓的功能和脊髓反射；理解脊髓半横断所出现的临床体征；辨认脊髓中央管和终室的位置。

3. 简述脑干的外形、第四脑室和脉络丛；辨认脑神经核及其与脑干相连的脑神经；简述脑干中主要的纤维束的名称及位置；辨认非脑神经核团的位置；理解脑干网状结构。

4. 描述小脑的位置、外形、分叶、内部核团，简述三对小脑脚的名称；简述小脑脚内纤维的起止。

二、重点

脊髓灰白质的配布及各部名称；掌握脊髓主要纤维束（薄束、楔束、脊髓丘脑侧束、皮质脊髓束）的位置、起止和功能；脊髓节段与椎骨对应关系；脑神经核的分类、排列规律以及与脑神经的联系。

三、难点

脊髓内部主要纤维束的起止、功能及损伤后的表现；脊髓节段与椎骨对应关系；脑神经核的分类；小脑的分叶与功能。

四、标本教具

（一）标本

1. 完整离体脊髓。
2. 在体脊髓（完整，从后面切开椎管）。
3. 脑干外形标本。
4. 小脑剖面（示内部结构）。
5. 大脑、小脑、脑干正中矢状切。
6. 小脑（完整，示外形）。
7. 间脑（大脑半球切除，保留脑干）。
8. 完整脑（包括大脑、小脑、脑干）。
9. 脑矢状切面。
10. 脑水平（横）切面。

（二）模型、挂图

脊髓、脑干、小脑模型及相关结构挂图；脊髓和脑干切片（相片）。

五、实验操作要点及注意事项

1. 脊髓节段与对应椎骨的关系，通过实物标本与挂图对照观察。

2. 对各部脊髓灰、白质比例的观察，从而理解形成因素。

3. 脊髓白质分部及穿经上、下纤维束通过模型及线条图理解。

4. 充分利用脑干传导束的模型及相应挂（插）图，帮助学习与理解。

5. 借助模型建立脑干内部结构的三维立体图像，理解脑干横断面所见结构的存在部位。

六、辨认结构

神经纤维：神经元较长的突起，被起绝缘作用的髓鞘和神经膜所包裹形成的结构。

（1）在中枢神经系统内：

灰质：神经元的胞体和树突集中的部位，在新鲜标本中色灰暗。

皮质：大、小脑表面的灰质。

白质：神经纤维集中的部位，色泽白亮。

髓质：位于大、小脑深部的白质。

神经核：形态和功能相似的神经元胞体集聚成的团块。

纤维束：起止、行程和功能基本相同的神经纤维集聚成束。

网状结构：神经纤维交织成网，网眼内散布着大、小不等的神经核。

（2）在周围神经系统内：

神经节：神经元的胞体集聚处。

神经：神经纤维集聚在一起，外包结缔组织膜。

（一）脊髓

1. 脊髓位置　椎管内，上端平枕骨大孔与延髓相连，下端在成人平 L_1 下缘，新生儿平 L_3。

2. 脊髓外形

颈膨大：自第 4 颈髓节段至第 1 胸髓节段的梭形膨大。

腰骶膨大：自第 2 腰髓节段至第 3 骶髓节段的梭形膨大。

脊髓圆锥：脊髓末端变细的部分。

终丝：脊髓圆锥向下延为细长的无神经组织，在第 2 骶椎水平以下由硬脊膜包裹，止于尾骨的背面。

马尾：是椎管硬膜内脊髓末端平面以下下行的腰、骶、尾部神经根。

前正中裂：脊髓前面正中较明显的沟。

后正中沟：脊髓后面正中较浅的沟。

前外侧沟：脊神经前根的根丝附着处。

后外侧沟：脊神经后根的根丝附着处。

后中间沟：后正中沟和后外侧沟之间一条较浅的沟，是薄束和楔束之间的分界标志。

3. 脊髓内部结构

（1）灰质

中央管：纵贯脊髓全长，内含脑脊液，在脊髓圆锥内扩大成终室。40 岁以上的人中央管常闭塞。

前角或前柱：每侧灰质扩大的前部。

后角或后柱：每侧灰质狭细的后部。由后向前又可分为头、颈和基底 3 部分。

侧角或侧柱：在胸髓 1 至腰 3 脊髓节段之间，前、后角之间向外伸出的部分。

中间带：前、后角之间的区域。

中央管前、后的灰质分别称为**灰质前连合**和**灰质后连合**，连接两侧的灰质。

中央灰质：灰质前、后连合位于中央管周围，又称中央灰质。

前索：前正中裂与前外侧沟之间的白质。

外侧索：前、后外侧沟之间的白质。

后索：后外侧沟与后正中沟之间的白质。

白质前连合：灰质前连合的前方横越的纤维。

网状结构：后角基部外侧与白质之间的灰、白质混合交织，在颈部比较明显。

终室：中央管在脊髓圆锥内一梭形的扩大。

脊髓灰质的分层构筑：

板层Ⅰ（后角边缘核）：又称边缘层或 Waldeyer 层，在腰骶膨大处最清楚，呈弧形，与白质相邻。层内含有**后角边缘核**。

板层Ⅱ（胶状质）：占据灰质后角头之大部，此层髓鞘染色法不着色，呈胶状质样，故称胶状质。

板层Ⅲ：与前两层平行。

板层Ⅳ（后角固有核）：较厚，细胞排列较疏松。板层Ⅲ和板层Ⅳ内较大的细胞群称**后角固有核**。

板层Ⅴ（网状结构）：位于后角颈部，除胸髓以外，都可分内、外两部分。外侧部与纵横交错的纤维交织在一起，形成**网状结构**（网状核），在颈髓明显。

板层Ⅵ：位于后角基底部。

板层Ⅶ：占中间带的大部。此层**胸核**，又称**背核**或 **Clarke 柱**，见于 $C_8 \sim L_3$ 节段，位于后角基底部内侧；**中间内侧核**，在第Ⅶ层最内侧，第Ⅹ层的外侧，占脊髓全长；**中间外侧核**，位于 $T_1 \sim L_2$（或 L_3）节段的侧角。

板层Ⅷ：在脊髓胸段，位于前角基底部；在颈膨大和腰骶膨大处，仅限于前角内侧部。

板层Ⅸ：位于前角最腹侧。在颈膨大和腰骶膨大处前角神经元可分为内、外侧两群。

板层Ⅹ：位于中央管周围，包括灰质前、后连合。

（2）白质

薄束：在第 5 胸节以下占据后索的全部，在胸 4 以上位于脊髓后索内侧部。

楔束：只见胸髓 4 以上，位于后索的外侧部。

脊髓小脑后束：位于外侧索周边的后部，上行经小脑下脚终于小脑。

脊髓小脑前束：位于脊髓小脑后束的前方，经小脑上脚进入小脑。

脊髓丘脑侧束：位于外侧索的前半部，并与其邻近的纤维束有重叠。

脊髓丘脑前束：位于前索，前根纤维的内侧。

皮质脊髓束：起于大脑皮质中央前回和其他一些皮质区域，下行至延髓锥体交叉，纤维交叉至对侧，称为皮质脊髓侧束；少量未交叉的纤维在同侧前索下行称为皮质脊髓前束。

皮质脊髓侧束：在脊髓外侧索后部下行。

皮质脊髓前束：在前索最内侧下行。

红核脊髓束：起自中脑红核，纤维交叉至对侧，在脊髓外侧索内下行。

前庭脊髓束：起于前庭神经外侧核，在同侧前索外侧部下行。

顶盖脊髓束：起自中脑上丘，经被盖背侧交叉越边，在前索内下行。

（二）脑干

1. 脑干的外形

延髓：向上以**延髓脑桥沟**与脑桥为界，向下在枕骨大孔处与脊髓相连。

脑桥：位于小脑前面。以斜方体或内侧丘系腹侧缘分为前方的**基底部**和后方的**被盖**。

中脑：上界是视束，下界是脑桥上缘。包括**顶盖**、**大脑脚底**和**被盖**。

中脑被盖：位于顶盖和大脑脚底之间。

大脑脚底：脚间窝两侧的中脑腹侧面。

锥体：延髓腹侧面，前正中裂两侧的纵行隆起。

锥体交叉：由锥体下端交叉到对侧大部分皮质脊髓束纤维形成。

橄榄：锥体背外侧的一卵圆形隆起。

后外侧沟：橄榄背外侧的一浅沟，自上而下依次有**舌咽神经根**、**迷走神经根**和**副神经根**连于延髓。

前外侧沟：锥体与橄榄间的浅沟，有**舌下神经根**连于延髓。

薄束结节：延髓背侧面，后正中沟两侧由脊髓的薄束向上延伸形成的隆起。

楔束结节：延髓背侧面，薄束结节外侧由脊髓的楔束向上延伸形成的隆起。

小脑下脚（绳状体）：楔束结节外上方的隆起。

脑桥基底部：脑桥腹侧面的宽阔膨隆。

基底沟：基底部正中纵行的凹槽，容纳基底动脉。

小脑中脚（脑桥臂）：基底部向两侧逐渐变窄移行的部分，移行处有三叉**神经根**连于脑桥。

脑桥小脑三角：延髓、脑桥与小脑交界处。

小脑上脚（结合臂）：是脑桥背侧面，第四脑室底的外侧壁。

上髓帆：两侧小脑上脚间的薄层白质，参与构成第四脑室顶。

大脑脚：中脑腹侧面，中线两侧的粗大隆起。

脚间窝：两大脑脚间的凹陷，动眼神经在此连于中脑。

中脑背侧面，有 4 个圆形隆起，上方一对称上丘，下方一对称下丘，上丘和下丘合称为**四叠体**或**顶盖**。

上丘臂：上丘外侧的一横行隆起，与间脑的外侧膝状体相连。

下丘臂：下丘外侧的一横行隆起，与间脑的内侧膝状体相连。

第四脑室：位于延髓、脑桥和小脑之间的帐篷形室腔，底由菱形窝构成，顶朝向小脑，前部由小脑上脚及上髓帆组成，后部由下髓帆和第四脑室脉络组织构成。

菱形窝：由脑桥和延髓上半部背面形成的菱形窝，构成第四脑室底。

髓纹：菱形窝中部横行的数条浅表纤维束，是脑桥与延髓背面的分界。

正中沟：菱形窝正中纵行的浅沟。

内侧隆起：正中沟两侧的纵行隆起。

界沟：内侧隆起外侧的纵行浅沟。

面神经丘：髓纹上方内侧隆起上的一圆形隆起，内含展神经核。

髓纹下方的内侧隆起上有两个小三角区：内上方的**舌下神经三角**，内含舌下神经核；外下方的**迷走神经三角**，内含迷走神经背核。

分隔索：迷走神经三角外下缘的一斜行窄嵴。

最后区：分隔索与薄束结节之间的窄带。

前庭区：界沟外侧的三角形区域，深面有前庭神经核。

听结节：前庭区外侧角处的一小隆起，内含蜗神经核。

上髓帆：两侧小脑上脚间的薄层白质。

下髓帆：介于小脑蚓的小结与绒球之间的薄层白质。

第四脑室脉络组织：附着于下髓帆与菱形窝外下界之间，由室管膜、软脑膜和血管共同构成。

第四脑室正中孔：位于菱形窝下角的正上方。

第四脑室外侧孔：位于第四脑室外侧隐窝的尖端。

2. 脑干内部结构

（1）脑神经核

1）一般躯体运动柱：位于正中线两侧。

动眼神经核：位于中脑上丘平面。

滑车神经核：位于中脑下丘平面。

展神经核：位于脑桥中下部面神经丘深面。

舌下神经核：位于延髓上部舌下神经三角深面。

2）特殊内脏运动柱：位于躯体运动核的腹外侧。

三叉神经运动核：位于脑桥中部。

面神经核：位于脑桥中下部。

疑核：位于延髓中上部。

副神经核：位于疑核下方。

3）一般内脏运动柱：位于躯体运动柱的外侧。

动眼神经副核（ Edinger-Westphal 核，E-W 核）：位于中脑上丘平面。

上泌涎核：位于脑桥下部。

下泌涎核：位于延髓上部。

迷走神经背核：位于迷走神经三角深面。

4）一般和特殊内脏感觉柱（孤束核）：位于界沟外侧。

5）一般躯体感觉柱：位于内脏感觉核的腹外侧。

三叉神经中脑核：位于中脑。

三叉神经脑桥核：位于脑桥中部。

三叉神经脊束核：上与三叉神经脑桥核相续，下至颈髓第 1、第 2 节段（C_1、C_2）。

6）特殊躯体感觉柱：位于内脏感觉核外侧。

蜗神经核：位于第四脑室底听结节深面。

斜方体：蜗神经核发出的纤维大部分交叉到对侧，其穿经内侧丘系或经内侧丘系腹侧的部位。

前庭神经核：位于第四脑室底前庭区深面。

（2）非脑神经核

薄束核：位于延髓薄束结节深面。

楔束核：位于延髓楔束结节的深面。

下橄榄核：位于延髓橄榄的深面。

上橄榄核：位于脑桥中下部的被盖腹侧部，内侧丘系的背外侧，脊髓丘脑束的背侧。

红核：位于中脑上丘水平被盖的中央部，黑质的背内侧。

黑质：位于中脑被盖与大脑脚底之间。

脑桥核：散在分布于脑桥基底部纵横纤维束之间。

脑干网状结构：在中脑导水管周围灰质、第四脑室底灰质和延髓中央灰质的腹外侧灰白交织的区域。

（3）脑干内白质

内侧丘系：薄束核和楔束核发出的二级感觉纤维经内侧丘系交叉后形成，向上依次经过延髓、脑桥和中脑，终止于背侧丘脑腹后外侧核。

$$×丘系交叉$$

薄、楔束————<○————————————<○——————→

薄、楔束核　　　　内侧丘系　　　背侧丘脑腹后外侧核

外侧丘系：双侧蜗神经核和双侧上橄榄核发出纤维在脑桥中下部、被盖腹侧部横行，越过中线到对侧形成斜方体（其外侧部被上行的内侧丘系纤维穿过），在上橄榄核背外侧转折上行构成外侧丘系，终止于下丘。

$$×斜方体$$

蜗神经————<○————————————<○——————→

蜗神经核　　　外侧丘系　　　　下丘核

三叉丘系（三叉丘脑束）：三叉神经脊束核和三叉神经脑桥核发出的二级感觉纤维越过中线到对侧上行，形成三叉丘系，紧贴内侧丘系背外侧上行，终止于背侧丘脑腹后内侧核。

$$×三叉丘系$$

三叉神经————<○————————————<○——————→

三叉神经脑桥核　　　　　背侧丘脑腹后内侧核

三叉神经脊束核

脊髓丘系（脊髓丘脑束）：脊髓丘脑侧束和脊髓丘脑前束上升入延髓后合并而成，终止于背侧丘脑腹后外侧核。

后根

躯干、四肢皮肤————<○————————————<○————————

脊神经节　　　　　脊髓第 I，IV～VII 层

上升 1～2 个节段经白质前连合交叉至对侧，脊髓丘系

————————————————————<○————————→

脊髓丘脑侧束（痛温觉），脊髓丘脑前束（粗触觉压觉）　　背侧丘脑腹后外侧核

（三）小脑

1. 外形

小脑大致呈球形，由中间卷曲的**蚓部（小脑蚓）**和两侧膨大的**小脑半球**组成。其前、后缘中间的凹陷，分别称**小脑前、后切迹**。

小脑半球：两侧的膨大部分。

小脑蚓：小脑中部比较狭窄的部分。

小脑扁桃体：靠近枕骨大孔，小脑下面中部蚓垂两侧一向下的膨出部分。

小脑蚓下面凹陷于两半球之间，从前向后依次为**小结**、**蚓垂**、**蚓锥体**和**蚓结节**。

小结向两侧以**绒球脚**与小脑半球前缘的**绒球**相连。

小脑上脚：又称结合臂，连于中脑，主要为传出纤维。

原裂：小脑上面前、中 1/3 交界处一近似"V"字型的深沟。

后外侧裂：小脑下面绒球和小结的后方的一深沟。

水平裂：在小脑半球后缘的一明显深沟。

小脑中脚：又称脑桥臂，位于最外侧，连于脑桥。几乎全部由对侧脑桥核发出的脑桥小脑纤维构成。

小脑下脚：又称绳状体，连于延髓。包含小脑的传入纤维和传出纤维两部分。

2. 小脑的分叶和机能分区

形态学分叶 {
　前叶：小脑上面原裂以前 ————→ 小脑体
　后叶：小脑原裂与外侧裂之间
　绒球小结叶：小脑下面借后外侧裂与后叶分界

机能分区

{
　前庭小脑（绒球小结叶）——原小脑
　脊髓小脑（小脑蚓和半球中间部及顶核与中间核）——旧小脑
　大脑小脑（小脑半球外侧部及相关的齿状核）——新小脑

3. 小脑内部结构

小脑皮质：是指小脑表层的灰质，少部分外露于表面，大部分深藏于沟内。

小脑核：又称**小脑中央核**藏于小脑髓质内。由内侧向外侧依次为顶核、球状核、栓状核和齿状核。

顶核：位于第四脑室顶的上方，小脑蚓的白质内，属于原小脑。

球状核和栓状核：合称**中间核**，位于顶核与齿状核之间，属于旧小脑。

齿状核：最大，位于小脑半球的髓质内，呈皱缩的口袋状，袋口朝向前内方，属于新小脑。

七、实验报告

（一）填图题（图 16）

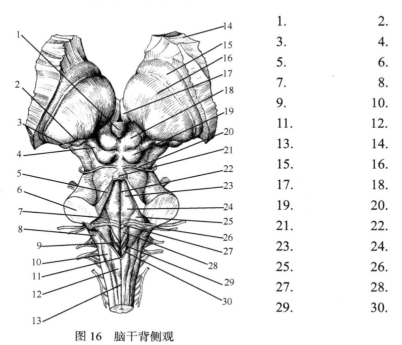

图 16　脑干背侧观

1.	2.
3.	4.
5.	6.
7.	8.
9.	10.
11.	12.
13.	14.
15.	16.
17.	18.
19.	20.
21.	22.
23.	24.
25.	26.
27.	28.
29.	30.

（二）绘图题

请绘脊髓某部外形，并标示下列结构：

1. 前正中裂　2. 后正中沟　3. 前根　4. 后根　5. 脊神经节

请绘出脑干前面观，并标示下列结构：

1. 锥体　2. 面神经　3. 舌下神经　4. 动眼神经　5. 三叉神经

请绘小脑下面观，并标示下列结构；

1. 小脑蚓　2. 小脑半球　3. 小脑扁桃体　4. 水平裂

（三）名词解释

1. 脊髓圆锥　2. 马尾　3. 终丝　4. 小脑扁桃体　5. 灰质（皮质）

6. 白质（髓质）　7. 神经节（神经核）　8. 纤维束（神经）

（四）问答题

1. 什么叫脊髓节段，为什么脊髓节段与脊柱（椎体）不完全对应？如何依据脊髓节段推算对应脊柱的椎体高度？

2. 脊髓第 3 颈髓节段左侧半横断(Brown-Sequad'syndrome)，有何临床表现？为什么？

3. 脑干六个脑神经核功能柱各有哪些神经核？各脑神经核所属脑神经和功能如何？

4. 简述小脑的分部，小脑扁桃的位置和临床意义。

实验 15　间脑、端脑

一、目的要求

1. 简述间脑的位置、分部；简述第三脑室的位置和交通；理解丘脑核团的划分，特异性核团及其纤维联系（丘脑腹后内、外侧核）。

2. 简述大脑的外形、分叶、各面的主要沟、回的位置；辨认大脑皮质中枢定位、大脑皮质语言中枢的位置；简述基底核的组成和位置，纹状体的组成，内囊的形态、位置、分部和各部投射纤维束的排列位置关系；能区分大脑半球髓质、联络纤维、连合纤维和投射纤维；简述边缘叶、边缘系统的组成；复述侧脑室的形态、位置。

二、重点

间脑的位置、分部；丘脑腹后内、外侧核、后丘脑、下丘脑的组成及其主要核团的功能。第三脑室的位置、组成及其沟通关系；端脑的分叶及主要功能区的位置及内部结构。

三、难点

背侧丘脑的特异性中继核团；下丘脑的位置与组成，主要核团的名称及功能；端脑各叶的主要沟、回及皮质功能定位；胼胝体、基底核、内囊、侧脑室的立体空间位置关系；内囊的位置与分部，各部传导束的排列关系与功能。

四、标本教具

（一）标本

1. 完整脑标本，大脑、小脑、脑干正中矢状切。
2. 连带间脑的脑干标本。
3. 间脑（大脑半球切除，保留脑干）。
4. 完整脑（包括大脑、小脑、脑干）。
5. 大脑矢状切面。
6. 大脑皮质功能定位。
7. 脑水平（横）切面和冠状切面标本。

（二）模型、挂图

1. 脑干、间脑和小脑模型。
2. 端脑模型；显示侧脑室的标本及模型。
3. 各相关内容结构挂图。

五、实验操作要点及注意事项

1. 大脑表面的沟、回具有一定的差异，观察时予以正确辨认加以区别。
2. 大脑内部纤维联络有一定的重叠和交叉，观察时予以正确辨认加以区别。

六、辨认结构

（一）间脑

1. 背侧丘脑 又称丘脑，系一对卵圆形的灰质团块，斜卧于中脑的前上方。其前端较窄，称丘脑前结节；后端膨大，称**丘脑枕**。

下丘脑沟：由室间孔至中脑水管的浅沟，为背侧丘脑与下丘脑的分界线。

内髓板：背侧丘脑内部一自外上斜向内下的"Y"形白质板。

前核群：位于内髓板前部分叉处前方。

内侧核群：位于内髓板的内侧。

外侧核群：位于内髓板的外侧。

外侧核群分为背、腹两层，这两层核团之间无天然界限。背层核群由前向后分为**外侧背核、外侧后核**和**丘脑枕**。

腹层核群由前向后分为**腹前核、腹中间核**（又称**腹外侧核**）和**腹后核**，腹后核又分为**腹后外侧核**和**腹后内侧核**。

2. 后丘脑 是指丘脑枕下外方、中脑顶盖上方的两对小隆起，即**内侧膝状体**和**外侧膝状体**。

3. 上丘脑 位于第三脑室顶部周围，主要包括丘脑髓纹、缰三角、缰连合、**松果体**后连合等。

丘脑髓纹：是一对前后方向的纤维束，是丘脑背侧面和内侧面的分界标志。

缰三角：丘脑髓纹后端的扩大部分。

缰连合：连接两侧缰三角后部的白质。

松果体：位于上丘脑缰连合的后上方。

后连合：位于松果体下脚与上丘脑之间较粗的连合纤维。为间脑与中脑交界处结构。

4. 底丘脑 位于背侧丘脑和中脑被盖间的过渡区，含底丘脑核。

5. 下丘脑 位于背侧丘脑的下方，组成第三脑室侧壁的下半。

视交叉：下丘脑下面最前部的交叉纤维束。

灰结节：位于乳头体的前方。

漏斗：灰结节前下方中空的圆锥状结构。

正中隆起：灰结节与漏斗移行部上端的膨大。

垂体：位于垂体窝内，借垂体柄与下丘脑相连。

乳头体：丘脑下面后部的一对圆形隆起。

6. 第三脑室 位于两侧背侧丘脑和下丘脑之间的狭窄腔隙。

（二）端脑

1. 端脑的外形与分叶

（1）上外侧面

大脑纵裂：左、右大脑半球纵行的裂隙。

胼胝体：大脑纵裂的底连接左、右半球的宽厚白质板。

大脑横裂：大脑半球后部与下方小脑间的裂隙。

外侧沟：起于半球下面的前部，延伸至上外侧面，行向后上方。

顶枕沟：半球内侧面后部起自距状沟，自前下斜向后上至半球上缘。

中央沟：起于半球上缘中点的稍后方，斜向前下方，下端几乎达外侧沟。

枕前切迹：成人在枕叶后极前方约 5cm 处。

额叶：外侧沟以上，中央沟以前。

中央前沟向前方发出上、下两条近似平行的沟，分别称**额上沟**和**额下沟**。

借额上沟、额下沟将中央前沟以前的额叶自上而下分为**额上回**、**额中回**和**额下回**。

中央前沟：额叶上外侧面在中央沟的前方与之平行的沟。

中央前回：中央前沟和中央沟之间的脑回。

颞叶：外侧沟以下。

颞叶外侧沟下方有与之平行的**颞上沟**和**颞下沟**，两沟将颞叶自上而下分为**颞上回**、**颞中回**和**颞下回**。

颞横回：颞上回在外侧沟后部下壁 2～3 个自前外向后内横行的脑回。

缘上回：包绕外侧沟末端的脑回。

角回：围绕在颞上沟末端的脑回。

枕叶：背外侧面，顶枕沟至枕前切迹(距枕极 4cm)连线后部；内侧面，在顶枕沟后方。

顶叶：中央沟后方至顶枕沟的区域。

中央后沟：顶叶的上外侧面中央沟后方与之平行的沟。

顶内沟：中央后沟向后下方有一间断走行并与半球上缘平行的沟。顶内沟将中央后沟后方的顶叶分为**顶上小叶**和**顶下小叶**。

中央后回：中央沟与中央后沟间的脑回。

岛叶：外侧沟的深面，被周围的额、顶、颞叶所掩盖。

（2）大脑半球内侧面

胼胝体：大脑半球内侧面中部前后方向略呈弓形的白质板。自前向后分为**嘴**、**膝**、**干**、**压** 4 部。

胼胝体沟：胼胝体的背面环行的沟。

扣带沟：胼胝体沟上方，与胼胝体沟平行的沟。

扣带回：胼胝体沟与扣带沟之间的脑回。

距状沟：胼胝体压部后方的深沟，且呈弓形走向枕极。

顶枕沟：胼胝体压部后下方的深沟，自前下斜向后上至半球上缘。

楔叶：顶枕沟与距状沟间的三角区。

舌回：距状沟以下的脑回。

楔前叶：顶叶内侧面一小的楔形脑回，位于中央旁小叶的后部。

中央旁小叶：中央前、后回自上外侧面延续至内侧面的部分。

（3）大脑半球下面

枕颞沟：颞叶下面，靠近外侧与半球下缘平行的沟。

侧副沟：颞叶下面，枕颞沟内侧与之平行且较长的沟。

海马旁回：侧副沟前部内侧的脑回。其前端弯曲，称**钩**。

海马沟：海马旁回上内侧的沟。

齿状回：海马沟上方锯齿状的窄条皮质。

海马：在齿状回的外侧，侧脑室下角底壁的弓形隆起。

嗅束沟：额叶下面内侧的直沟。

嗅束：位于嗅束沟内。

嗅球：嗅束前端的膨大部。

嗅三角：嗅束后端的扩大部。

2. 大脑的皮质功能定位

第 1 躯体运动区：为中央前回和中央旁小叶的前部，包括 Brodmann 4、6 区。

第 1 躯体感觉区：为中央后回和中央旁小叶后部，包括 Brodmann 3、1、2 区。

视觉区：为距状沟上、下方的枕叶皮质，即 Brodmann 17 区。

听觉区：为颞横回，包括 Brodmann41、42 区。

平衡觉区：一般认为位于中央后回下部，头面部感觉区附近。

嗅觉区：位于海马旁回钩的内侧及附近。

味觉区：一般认为位于中央后回下部（Brodmann 43 区）。

内脏运动中枢：位于边缘叶，通常被认为是内脏神经功能调节的高级中枢。

语言中枢：包括书写、说话、听讲、阅读 4 个中枢。

运动性语言区（说话中枢）：位于额下回后部（Brodmann 44、45 区），又称 Broca 区。

书写区：位于额中回后部（Brodmann 8 区），紧靠中央前回手的运动区。

听觉性语言区（听话中枢）：位于颞上回后部（Brodmann22 区），靠近听觉区。

视觉性语言区（阅读中枢）：位于角回（Brodmann 39 区），靠近视觉区。

3. 端脑内部结构

基底核：为大脑半球基底部、背侧丘脑外侧的一些核团，包括纹状体、屏状核和杏仁体。

纹状体：由尾状核和豆状核组成。

尾状核：呈弓形，位于背侧丘脑背外侧，延伸于侧脑室前角、中央部和下角。

豆状核：位于岛叶深部，借内囊与内侧的尾状核和背侧丘脑分开。

杏仁体：在侧脑室下角前端的上方，海马旁回钩的深面，与尾状核的末端相连。

屏状核：为岛叶皮质与豆状核之间的灰质。

侧脑室：为大脑半球内的腔隙，左、右各一。侧脑室分为 4 部分：伸向额叶的部分，称**前角**；位于顶叶的部分，称**中央部**；伸入枕叶的部分，称**后角**；伸至颞叶的部分，称**下角**。前角与中央部移行处的内侧壁的孔，称**室间孔**，借此与**第三脑室**相通。

4. 大脑半球的髓质

联络纤维：联系同侧大脑半球各部分皮质之间的纤维。连接相邻的脑回之间，称弓状纤维。长的纤维主要有：①**扣带**，连接边缘叶的各部分；②**上纵束**，连接额、顶、枕、颞 4 个叶；③**下纵束**，连接枕叶与颞叶；④**钩束**，连接额叶与颞叶。

连合纤维：为连接两侧大脑半球皮质之间的纤维。包括胼胝体、前连合和穹隆连合。

胼胝体：连接两侧半球广泛区域，分为嘴、膝、干、压 4 部分。

前连合：连接左、右嗅球和两侧颞叶，在正中矢状切面上呈圆形，位于终板上方。

穹隆和穹隆连合：海马的传出纤维在其内侧聚集形成海马伞，海马伞向后离开海马向上移行为弓状的**穹隆**，在胼胝体下面，部分穹隆纤维越至对侧形成**穹隆连合**，连接对侧海马。

投射纤维：是连接大脑皮质和皮质下中枢的上行和下行纤维，大部分经过内囊。

内囊：位于背侧丘脑、尾状核和豆状核之间的投射纤维（宽厚白质板）。通常将其分为 3 部分，位于尾状核与豆状核之间的部分，称**内囊前肢**，位于背侧丘脑与豆状核之间的部分，称**内囊后肢**，前、后肢之间的结合部，称**内囊膝**。

外囊：屏状核与豆状核之间的髓质。

最外囊：屏状核与岛叶皮质之间的髓质。

七、实验报告

（一）填图题（图 17）

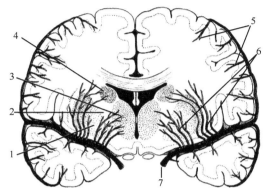

1.
2.
3.
4.
5.
6.
7.

图 17　大脑中动脉的中央支、皮质支

（二）绘图题

请绘出大脑半球背外侧面的主要沟、回。

（三）名词解释

1. 顶盖前区　2. 被盖　3. 语言中枢　4. 内囊　5. Wernicke 区　6. 基底核

7. 纹状体

（四）问答题

1. 间脑位于何处？是怎样划分的？背侧丘脑包括哪些重要的神经核团？

2. 大脑半球表面有哪些沟裂？通过哪些标志性结构将大脑分为四叶一岛？

3. 基底核包括哪些核团？什么是新纹状体？什么是旧纹状体？功能有何不同？

4. 脑血管病变引起内囊损伤（脑梗死或脑出血），患者可能会出现哪些症状？为什么？这"可能"是什么含义？

实验 16 脊 神 经

一、目的要求

1. 能简述脊神经组成、性质、行径及分支。

2. 简述颈丛的组成、位置、分布概况，追踪膈神经的行径。

3. 简述臂丛的组成和位置，能追踪和辨认正中神经、尺神经、桡神经、肌皮神经、腋神经的起始、行径；理解损伤后运动及感觉障碍的主要表现。

4. 简述胸神经前支在胸、腹壁的行径、分布概况及皮支分布的节段性。

5. 简述腰丛的组成和位置，简述股神经、闭孔神经的主要分支分布。

6. 简述骶丛的组成及位置，追踪坐骨神经起始、行径、分布，简述其常见变异。简述胫神经、腓总神经行径、皮支分布区及所支配的肌群，理解胫神经、腓总神经损伤后运动感觉障碍的主要表现；简述阴部神经行径，主要分支分布。

二、重点

脊神经组成、性质、行径及分支；颈丛、臂丛、胸神经前支、腰丛、骶丛的组成、位置和主要分支。

三、难点

脊神经性质及行径；某一脊神经分支损伤后可能出现的症状；从出现的症状如何推断某一神经受损。

四、标本教具

（一）标本

1. 颈丛皮支。
2. 膈神经。
3. 臂丛及其分支。
4. 胸壁神经标本。
5. 腰丛及其分支。
6. 骶丛及其分支分支。
7. 足底神经。

（二）模型、挂图

脊神经相关挂图。

五、实验操作要点及注意事项

1. 膈神经、桡神经、尺神经、腋神经、正中神经的走行特点。

2. 臀上、下神经出盆后即进入肌层，大多数标本上只能观察到很短的一段。

3. 仔细观察坐骨神经出盆部位、在臀部及股部的体表投影、分支特点。

4. 在标本上仔细观察坐骨神经分为腓总神经与胫神经的高度；腓总神经走行特点等。

六、辨认结构

1. 颈丛　位于胸锁乳突肌上份的深面，中斜角肌和肩胛提肌起始端的前方。

（1）皮支

枕小神经：沿胸锁乳突肌后缘上行，分布于枕部和耳后皮肤。

耳大神经：沿胸锁乳突肌表面上行，分布于耳郭及附近皮肤。

颈横神经：由后向前横越胸锁乳突肌浅面行向颈前部。

锁骨上神经：于胸锁乳突肌后缘中点处，行向下方和下外侧，分布于颈侧部、胸壁上部和肩部的皮肤。

（2）肌支

膈神经：由颈丛发出后→前斜角肌前面→于锁骨下动、静脉之间经胸廓上口入胸腔→肺根前方→纵隔胸膜和心包之间→膈。

颈襻：为舌下神经与颈丛分支间的纤维联系，位于颈动脉鞘的表面。

2. 臂丛　穿斜角肌间隙→锁骨下动脉的后上方→腋窝，包绕腋动脉形成三束。

臂丛可在头颈和上肢深层标本上观察，此丛上部位于斜角肌间隙，翻开前斜角肌的标本上可见**第 5～8 颈神经**与**第 1 胸神经**前支构成的 **5 个根**，此外，根再汇为 **3 个干**即由上而下的上干、中干和下干。各干各自再分为**前、后两股**，**6 个股**经锁骨中点后至腋窝，在腋腔内围绕腋动脉构成 **3 束**。其中位于腋动脉外侧的为**外侧束**；在腋动脉内侧的为**内侧束**；腋动脉后方的为**后束**。

胸长神经：沿前锯肌表面伴随胸外侧动脉下行。

腋神经：起自后束，穿经腋窝后壁的四边孔，绕肱骨外科颈至三角肌深面。皮支自三角肌后缘穿出并绕至三角肌表面，称**臂外侧上皮神经**。

肌皮神经：起自外侧束，向外侧斜穿喙肱肌，经肱二头肌与肱肌之间下行，终支在肘关节稍外下方穿出深筋膜称**前臂外侧皮神经**，分布于前臂外侧的皮肤。

正中神经：起自臂丛的内、外侧束，沿肱二头肌内侧沟下行，穿旋前圆肌，下行于前臂指浅、深屈肌之间入腕管，在掌腱膜深面到达手掌。

正中神经在手掌发出**指掌侧总神经**，下行至掌骨头附近指掌侧总神经又分为**指掌侧固有神经**，沿手指的相对缘至指尖。

尺神经：发自内侧束，经尺神经沟、豌豆骨桡侧至手。

桡神经：起自后束，经桡神经沟，穿旋后肌至手。

桡神经在臂部发出的皮支：**臂后皮神经**，分布于臂背面的皮肤；**臂外侧下皮神经**，分布于臂部下外侧的皮肤；**前臂后皮神经**，分布于前臂背面的皮肤。

桡神经浅支：先伴桡动脉外侧下行，在前臂中、下 1/3 交界处转向背面并下行至手背。

桡神经深支（骨间后神经）：在前臂伸肌群的浅、深层肌之间下行。

肩胛上神经：向后经肩胛上切迹进入冈上窝，绕肩峰根部入冈下窝。

肩胛下神经：可分为上、下支，分别进入肩胛下肌和大圆肌。

胸背神经：起于后束，伴肩胛下血管行，支配背阔肌。

胸内侧神经：起自内侧束，穿胸小肌或绕胸小肌进入胸大肌。

胸外侧神经：起自外侧束，穿经锁胸筋膜，支分布于胸大肌。

臂内侧皮神经：发自内侧束，分布于臂内侧和臂前面的皮肤。

前臂内侧皮神经：发自内侧束，在前臂分为前、后支，分别分布于前臂内侧区的前、后面皮肤。

3. 胸神经前支

肋间神经：位于相应肋间隙的第 1～11 胸神经前支。

肋下神经：位于第 12 肋下方的第 12 对胸神经前支。

4. 腰丛

髂腹下神经：自腰大肌外侧缘穿出→腹内斜肌与腹横肌之间→穿腹横肌→腹内斜肌与腹外斜肌之间→腹股沟管浅环上方→穿出腹外斜肌腱膜至皮下。

髂腹股沟神经：位于髂腹下神经下方，自腰大肌外侧缘穿出，在髂嵴附近穿经腹横肌→腹横肌与腹内斜肌之间→腹股沟管→浅环穿出。

股外侧皮神经：自腰大肌外侧缘穿出后行向前外侧，达髂前上棘内侧，穿经腹股沟韧带止点处深面。

股神经：腰大肌与髂肌之间→腹股沟韧带深面、股动脉外侧→大腿。

隐神经：股神经的终末支，伴随股动脉进入收肌管下行，至膝关节内侧离开收肌管浅出至皮下后，伴大隐静脉沿小腿内侧面下行到达足内侧缘。

闭孔神经：沿腰大肌后内侧缘下行，伴随闭孔血管穿闭膜管出小骨盆，分别经短收肌前、后方进入大腿内侧。

生殖股神经：自腰大肌前面穿出后沿该肌浅面下行，在腹股沟韧带上方分为生殖支和股支。

5. 骶丛

腰骶干：由第 4 腰神经前支的一部分和第 5 腰神经前支合成，向下加入骶丛。

臀上神经：出梨状肌上孔→臀中肌、臀小肌及阔筋膜张肌。

臀下神经：经梨状肌下孔穿出盆腔，分支支配臀大肌。

股后皮神经：穿梨状肌下孔，至臀大肌下缘浅出并分支至臀下部，称臀下皮神经，主干下行则分布于股后部和腘窝的皮肤。

阴部神经：出梨状肌下孔→坐骨小孔→坐骨肛门窝→会阴诸肌及会阴部、肛门和外生殖器的皮肤。

坐骨神经：经梨状肌下孔→于臀大肌深面，坐骨结节与大转子之间→股后区，股二头肌深面→腘窝上角分为胫神经、腓总神经。

胫神经：行于小腿后群浅、深肌层之间，经内踝后方至足底，分为足底内侧神经和足底外侧神经

腓肠内侧皮神经：腘窝内发自胫神经，伴随小隐静脉下行，在小腿下部与发自腓总神经的**腓肠外侧皮神经**相吻合成**腓肠神经**，经外踝后方呈弓形向前。

腓总神经：沿腘窝外侧壁→经腓骨颈外侧向前行，分为腓浅神经和腓深神经。

腓浅神经：自腓总神经分出后经腓骨长、短肌与趾长伸肌之间下行。

腓深神经：自腓总神经分出后伴胫前血管再经胫骨前肌和趾长伸肌之间，继而在胫骨前肌与踇长伸肌之间下行至足背。

七、实验报告

（一）填图题（图18）

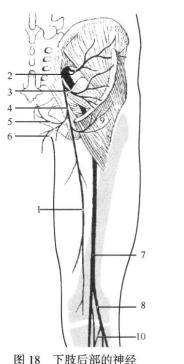

1.

2.

3.

4.

5.

6.

7.

8.

9.

10.

图 18 下肢后部的神经

（二）绘图题

请绘脊神经组成和分支，并标出下列结构：

1. 前根 2. 后根 3. 脊神经 4. 脊神经节 5. 交通支 6. 前支 7. 后支

请绘腋窝的神经，并标出下列结构：

1. 尺神经 2. 肌皮神经 3. 正中神经 4. 胸长神经 5. 胸内侧神经

6. 胸外侧神经

（三）问答题

1. 简述上、下肢肌（按肌群）的神经支配。

2. 肱骨外科颈骨折、中段骨折、内上髁骨折和腕前区切割伤，可损伤什么神经？有什么症状？为什么？

3. 小腿后群肌麻痹收缩无力和腓骨颈骨折，可能是什么神经损伤？有什么症状？为什么？

实验 17 脑神经、内脏神经

一、目的要求

1. 简述 12 对脑神经的名称、性质和出入颅的部位。
2. 描述单纯感觉性和运动性神经的功能、分布和损伤后表现。
3. 复述混合性神经的纤维构成、外周走行和支配范围。
4. 简述交感神经和副交感神经的中枢、外周神经节、分布和功能。
5. 比较交感神经和副交感神经、内脏运动系统与躯体运动系统的区别。
6. 简述内脏神经丛的名称、位置和支配范围。
7. 简述内脏感觉的特点。
8. 能理解某一脑神经分支损伤后可能出现的症状。

二、重点

动眼神经、滑车神经、三叉神经、面神经的分布情况；舌咽神经和迷走神经的分布概况；节前纤维和节后纤维的概念；交感神经、副交感神经的组成；牵涉痛。

三、难点

眼和舌的神经支配；某一脑神经分支损伤后可能出现的症状以及从出现的症状如何推断某一神经受损及损伤部位；白交通支、灰交通支与交感干神经节和相应脊神经间的连接关系；颅部副交感神经的组成和分布。

四、标本教具

（一）标本

1. 12 对脑神经的标本。
2. 面侧深区标本、
3. 头颈部标本。
4. 迷走神经与内脏神经。
5. 脑神经出入颅。
6. 胸后壁显示交感神经干及灰、白交通支；内脏大神经。

（二）模型、挂图

脑神经、内脏神经相关模型和挂图。

五、实验操作要点及注意事项

1. 仔细观察脑神经出入颅的裂孔。
2. 观察 4 对副交感神经节——睫状神经节、下颌下神经节、翼腭神经节、膝神经节。
3. 舌咽神经颅外段及分支很短，观察时应注意；前庭蜗神经仅在颅底出入内耳门处见到。

4. 迷走神经在颈部与胸部的分支，其走行应予以仔细观察。

5. 观察"交感干纤维联系"模型，注意交感低级中枢与交感干的联系(节前纤维去向)、椎前节的位置及节后纤维的去向与分布范围。

六、辨认结构

（一）脑神经

脑神经是直接与脑相连的周围神经部分，共 12 对。

1. 嗅神经　可见在鼻中膈上部，上鼻甲凸面和鼻腔顶的后部黏膜内有互相连接的神经丛，由此丛发出 15～20 条嗅丝，上行穿筛孔，终于嗅球。

2. 视神经　在眼球后极偏内侧一粗大的神经出眼球，经视神经管入颅腔止于视交叉。

3. 动眼神经　中脑脚间窝→海绵窦→眶上裂→眶→上支分布到上直肌和上睑提肌，下支至下直肌、内直肌、下斜肌。

睫状神经节　副交感神经节，位于视神经与外直肌之间。

4. 滑车神经　中脑背侧→绕大脑脚→海绵窦→眶上裂→眶→上斜肌。

5. 三叉神经　连于脑桥，根很短，向前行至颞骨岩部前面近尖端的三叉神经压迹处为膨大的半月形称三叉神经节。从节发出三个大支，它们由前内后至外侧为眼神经、上颌神经、下颌神经。

（1）眼神经：穿海绵窦→眶上裂→眶。

泪腺神经：沿外直肌上缘→泪腺(感觉)。

额神经：在上睑提肌上方→出眶上孔(切迹)后称眶上神经。

滑车上神经：经眶上缘内侧端、滑车上方出眶。

鼻睫神经：在上直肌下面与视神经之间，斜跨视神经上方→眶内侧，分布于眼球、泪腺和部分鼻腔黏膜等处。

滑车下神经：行于上斜肌下方，在滑车下方出眶。

（2）上颌神经：穿海绵窦→圆孔→翼腭窝→眶下裂→眶。

眶下神经：为上颌神经主干之延续，自眶下裂入眶→眶下沟→眶下管→眶下孔，分布于眼裂与口裂间皮肤、上颌前、中部牙及牙龈。

颧神经：较细小，在翼腭窝处分出后经眶下裂进入眶，分布于颧部皮肤。

翼腭神经：细小神经，起自翼腭窝处的上颌神经，向下连于翼腭神经节。

上牙槽神经：分支分布于上颌窦、上颌后部牙及牙龈。

（3）下颌神经：出卵圆孔→颞下窝。

耳颞神经：起始为两根，夹持脑膜中动脉，合成一干，穿腮腺→耳屏前，分布于耳屏前、外耳道及颞区皮肤。

颊神经：沿颊肌浅面行向前下，分布于颊部皮肤及黏膜。

舌神经：下颌支深面→舌骨舌肌表面→舌，分布于口腔底，舌前 2/3 的黏膜。

下牙槽神经：下颌孔→颏孔浅出，称颏神经，分布于下颌牙齿、牙龈、颏部、下唇皮肤及口腔黏膜。

咀嚼肌神经：分支有咬肌神经、颞深神经、翼内肌神经和翼外肌神经，分别支配咀嚼肌。

6. 展神经 海绵窦→眶上裂→眶→外直肌。

7. 面神经 自脑桥→内耳门→内耳道→面神经管→茎乳孔→穿腮腺→面部。

（1）面神经管内的分支

鼓索：穿经鼓室→颞下窝→加入舌神经。

岩大神经：经翼管→翼腭窝，至翼腭神经节换元→泪腺、鼻、腭黏膜腺体的分泌。

镫骨肌神经：镫骨肌。

（2）面神经管外的分支

颞支：腮腺上缘穿出后行向前上，支配额肌和眼轮匝肌。

颧支：腮腺上缘与前缘交汇处穿出，横过颧骨，支配眼轮匝肌。

颊支：由腮腺前缘中部穿出，横过咬肌，支配颊肌、口轮匝肌。

下颌缘支：沿下颌体下缘行向前，支配下唇诸肌。

颈支：由腮腺下缘穿出，行向前下，在下颌角附近至颈阔肌深面。

翼腭神经节：位于翼腭窝上部的上颌神经下方。

下颌下神经节：位于下颌下腺与舌神经之间。

膝神经节：位于前庭窗前上方的面神经管内，内脏感觉性。

8. 前庭蜗神经 起自内耳螺旋神经节和前庭神经节，与面神经伴行经内耳道入颅。

9. 舌咽神经 经颈内动、静脉之间下行→弓形行向前，经舌骨舌肌内侧到达舌根。

颈动脉窦支：沿颈内动脉下行→颈动脉窦和颈动脉小球。

鼓室神经：经颅底进入鼓室→鼓室黏膜→终支为岩小神经→耳神经节换元→腮腺的分泌。

舌支：为舌咽神经的终末支，经舌骨舌肌深面，分布于舌后 1/3 黏膜。

10. 迷走神经 经颈静脉孔出颅→颈血管鞘内→经锁骨下动脉前方（左迷走神经经主动脉弓左前方）→进入胸腔→肺根后方→形成肺丛和食管丛，向下集合成迷走神经前干(左迷走神经)和迷走神经后干(右迷走神经) →穿膈的食管裂孔→腹腔。

喉上神经：起自下神经节处，经颈内动脉内侧下行，在舌骨大角水平分为内、外支。内支较大，穿甲状舌骨膜入喉；外支细小，支配环甲肌。

喉返神经：左侧绕主动脉弓，右侧绕右锁骨下动脉→入气管食管沟上行→喉。

胃前支：在贲门附近自迷走神经前干发出，沿胃小弯行向右。

胃后支：在贲门附近发自迷走神经后干，沿胃小弯后面走行。

肝支：由迷走神经前干在贲门附近发出，向右行于小网膜内。

腹腔支：为迷走神经后干的终支，向右行至腹腔干附近，与交感神经共同形成腹腔丛。

11. 副神经 经颈静脉孔出颅→分布于胸锁乳突肌→在该肌后缘中下 1/3 交界点附近浅出→斜方肌。

12. 舌下神经 经舌下神经管出颅→颈内动、静脉间→在舌骨上方呈弓状弯曲向前→舌骨舌肌表面→舌。

（二）内脏神经系统

交感干：位于脊柱两侧、自颅底→尾骨，由交感干神经节(椎旁神经节)及节间支相连而成。

颈上神经节：呈梭形，位于第2、3颈椎横突的前方，它是三个节中最大的一个。

颈中神经节：最小，多位于第6颈椎横突前面，甲状腺下动脉的附近，此节有时缺如。

颈下神经节：形状不规则，位于第 7 颈椎横突前方，椎动脉起始部后方，颈下节常与第一胸节合并为**星状神经节**。

内脏大神经：由穿经第 6～9 胸交感干神经节的节前纤维组成，沿椎体前方斜向下行，穿过膈脚，主要终止于腹腔神经节。

内脏小神经：由穿经第 10～12 胸交感干神经节的节前纤维组成，下行穿过膈脚，主要终止于主动脉肾神经节。

腹腔神经节：交感神经节，位于腹腔干的根部。

肠系膜上神经节：交感神经节，位于肠系膜上动脉的根部。

肠系膜下神经节：交感神经节，位于肠系膜下动脉的根部。

主动脉肾神经节：交感神经节，位于肾动脉的根部。

腰内脏神经：由穿经腰神经节的节前纤维组成，终止于腹主动脉丛和肠系膜下丛内的椎前神经节。

盆内脏神经：脊髓骶部第 2～4 节段的骶副交感核发出节前纤维，随骶神经出骶前孔后自骶神经中分出形成的神经，加入盆丛并随盆丛分布于盆部脏器附近或器官壁内的副交感神经节内交换神经元。

睫状神经节：为副交感神经节，位于视神经与外直肌之间。

下颌下神经节：为副交感神经节，位于下颌下腺与舌神经之间。

翼腭神经节：副交感神经节，位于翼腭窝上部的上颌神经下方。

耳神经节：副交感神经节，位于卵圆孔下方，贴附于下颌神经的内侧。

心丛：可分为心浅丛及心深丛，心浅丛位于主动脉弓的下方；心深丛位于气管杈前面。

腹腔丛：最大的内脏神经丛，在腹后壁标本上观察，可见此丛位于腹主动脉上段的前方，围绕在腹腔干和肠系膜上动脉根部周围，纤维互相连结成致密网，丛内有一对形状不规则的腹腔神经节，接受内脏大神经的纤维。

七、实验报告

（一）填图题（图 19、图 20）

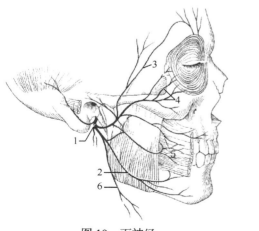

1.

2.

3.

4.

5.

6.

图 19 面神经

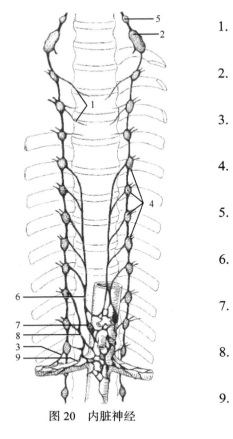

1.

2.

3.

4.

5.

6.

7.

8.

9.

图 20　内脏神经

（二）名词解释

1. 鼓索　2. 节前、后纤维　3. 白、灰交通支　4. 内脏大、小神经　5. 交感干　6. 牵涉痛

（三）问答题

1. 面部的皮肤和肌肉（面肌和咀嚼肌）各由什么神经管理或支配?

2. 与舌相关的神经有哪些? 如果一侧舌下神经损伤，伸舌时舌尖偏向哪侧?

3. 与眼相关的神经有哪些? 如果一侧动眼神经损伤后可出现哪些临床表现?为什么?

4. 严重中耳炎患者为什么易损伤面神经，损伤后出现什么表现?

实验 18 脑、脊髓被膜、血管、脑脊液

一、目的要求

1. 简述脑、脊髓被膜位置和形成的重要结构。
2. 简述脑动脉的来源、行径、分支和分布范围。
3. 简述脑底动脉环的位置、组成及理解其临床意义。
4. 简述脑脊液的产生及循环。

二、重点

硬膜外隙、蛛网膜下隙、海绵窦及临床意义；脑动脉的来源、行径、分支和分布；大脑动脉环的位置、组成及临床意义。

三、难点

海绵窦的特点；大脑中动脉中央支的特点；大脑动脉环的组成及临床意义。

四、标本教具

（一）标本

1. 完整脑、脊髓（保留软膜，示血管）。
2. 脑正中矢状切（示大脑前、中、后动脉）。
3. 脑底动脉环。
4. 硬脑膜（示脑膜形成结构）。
5. 脑室及其交通（脉络丛保留一部分）。
6. 脑的浅层静脉。
7. 去脑保留硬脑膜的颅腔标本。
8. 脑血管铸型标本。

（二）模型、挂图

1. 脑、脊髓血管模型；脑脊液循环模型；显示侧脑室的模型。
2. 各相关内容挂图。

五、实验操作要点及注意事项

1. 齿状韧带的观察时请不要用力牵拉，以防损伤。
2. 硬脑（脊）膜外腔及蛛网膜下腔，在标本上一般是不能观察到其全貌。
3. 对照脑干模型加深理解侧脑室、基底核、内囊等应有一基本的三维空间的位置关系。

六、辨认结构

1. 脊髓被膜 由外向内被称为硬脊膜、脊髓蛛网膜和软脊膜。
硬脊膜：厚而坚韧，上端附于枕骨大孔边缘，下部在 S_2 变细，包裹马尾，末端附于尾骨。
脊髓蛛网膜：是一层薄而透明的薄膜，位于硬脊膜与软脊膜之间。

软脊膜：薄而透明，紧包在脊髓的表面，并延伸至脊髓的沟裂中，在脊髓圆锥下端延伸形成终丝。

硬膜外隙：硬脊膜与椎管内面的骨膜之间的间隙。

硬膜下隙：硬脊髓和脊髓蛛网膜之间。

蛛网膜下隙：位于蛛网膜与软脑膜之间，内充满脑脊液。

2. 脑的被膜　自外向内依次为硬脑膜、脑蛛网膜和软脑膜。

硬脑膜：厚而坚韧，由两层构成，外层为颅骨内面的骨膜层，内层为脑膜层。

大脑镰：由硬脑膜内层伸入两侧大脑半球之间的纵裂内而形成，呈镰刀状。

小脑幕：伸入大、小脑之间，其前内侧缘游离形成**幕切迹**。

小脑镰：在小脑幕后部的下方伸入两侧小脑半球之间。

鞍膈：呈环形，位于蝶鞍上面，封闭垂体窝，中央有一小孔。

上矢状窦：位于大脑镰上缘，前方起自盲孔，后方止于窦汇。

下矢状窦：位于大脑镰下缘后 1/2～2/3 内，向后通直窦。

直窦：位于大脑镰与小脑幕连接处，是下矢状窦向后下的直接延续。

横窦：在横窦沟处，连接窦汇与乙状窦。

乙状窦：是横窦的延续，位于乙状窦沟内，向前下经颈静脉孔出颅与颈内静脉相通。

海绵窦：位于蝶骨体的两侧，为两层硬脑膜间的不规则腔隙。

岩上窦：位于颞骨岩部上缘，前起海绵窦，后通横窦或乙状窦。

岩下窦：位于颞骨岩部与枕骨相交的岩枕裂内，前起海绵窦，向后通颈内静脉。

脑蛛网膜：缺乏血管和神经，在脑的上面较薄而透明，在脑的底面相对较厚而不够透明。

软脑膜：紧贴脑的表面，薄而富有血管和神经，并与蛛网膜一起包绕血管伸入脑组织。

蛛网膜下池：蛛网膜下隙扩大的某些部位。

小脑延髓池：位于小脑下面与延髓背面之间，为最大的蛛网膜下池。

视交叉池：在视交叉前方。

桥池：脑桥腹侧。

大脑大静脉池：也叫**上池**、**四叠体池**，位于脑干和第三脑室后方，胼胝体压部与小脑上面之间。

蛛网膜粒：由蛛网膜在上矢状窦附近突入窦内形成的"菜花状"突起，为脑脊液回流入脑膜窦的结构。

脉络组织：在脑室一定部位，软脑膜及其血管与室管膜上皮共同构成脉络组织。

脉络丛：脉络组织中的血管反复分支成丛，连同其表面的软脑膜和室管膜上皮突入脑室形成脉络丛，产生脑脊液。

3. 脑和脊髓的血管

颈内动脉：供应大脑半球前 2/3 及部分间脑。颈总动脉→颈内动脉（①颈部）→颈动脉管（②岩部）→海绵窦（③海绵窦部）→ 前床突（④前床突上部）[③④合称虹吸部]。

大脑前动脉：在视神经上方向前内走行，入大脑纵裂，沿胼胝体沟向后行，至顶枕沟附近与大脑后动脉吻合。

大脑中动脉：自颈内动脉发出后，水平向外行入外侧沟，向后上走行。

脉络丛前动脉：多数在后交通动脉的外侧从颈内动脉发出，沿视束下面向后外走行，进入侧脑室下角，参与脉络丛的形成。

后交通动脉：起自颈内动脉末段，在视束下面行向后内，与大脑后动脉吻合。

椎动脉：供应大脑半球后 1/3、间脑后部、小脑和脑干。锁骨下动脉→椎动脉→穿第 6 至第 1 颈椎横突孔→枕骨大孔入颅腔→脑桥下缘两椎动脉合成一条基底动脉。

脊髓前动脉：由椎动脉在近延髓上端处发出，左、右脊髓前动脉在延髓腹侧合成一条动脉，沿前正中裂下行至脊髓末端。

脊髓后动脉：由椎动脉在颅内位置较低的部位发出，绕延髓两侧向后走行，沿脊神经后根内侧下行，直到脊髓末端。

小脑下后动脉：是椎动脉的最大分支，在橄榄下端附近发出，向后外绕延髓至其上端，继而向下至小脑后下面。

小脑下前动脉：自基底动脉起始段发出，行向外下至小脑下面。

小脑上动脉：在脑桥上缘近基底动脉的末端处发出，绕大脑脚向后，转至小脑上面。

大脑后动脉：是基底动脉的终末分支，绕大脑脚向后，沿海马旁回和钩转至小脑幕上，向后走行于颞叶和枕叶的内侧面，至距状沟。

大脑动脉环（Willis 环）：位于脑底下方、蝶鞍上方，环绕视交叉、灰结节及乳头体；由前交通动脉、两侧大脑前动脉起始段、两侧颈内动脉末端，后交通动脉和两侧大脑后动脉共同构成。

脑的静脉：壁薄，缺乏平滑肌，没有瓣膜，多数不与动脉伴行。

大脑上静脉：外侧沟以上的浅静脉，有 8～12 支。

大脑中静脉：位于大脑外侧沟中的浅静脉。

大脑下静脉：外侧沟以下的浅静脉。

大脑内静脉：左、右各 1 条，在室间孔后上缘由脉络丛静脉和丘脑纹静脉合成，向后至第三脑室后方，两条大脑内静脉汇合成一条**大脑大静脉**（Galen 静脉）。

七、实验报告

（一）填图题（图 21、图 22）

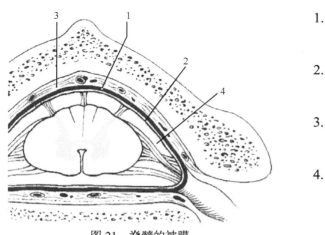

图 21 脊髓的被膜

1.

2.

3.

4.

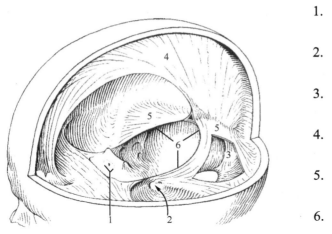

图 22　大脑镰和小脑幕

1.

2.

3.

4.

5.

6.

（二）名词解释

1. 硬膜外隙　2. 硬膜下隙　3. 硬脑膜窦　4. 蛛网膜下隙（蛛网膜下池）　5. 终池
6. 蛛网膜颗粒　7. 大脑动脉环　8. 豆纹动脉（脑溢血、脑梗）

（三）问答题

1. 简述脑脊髓液的产生和循环途径（用箭头连接示方向）。

2. 某人鼻唇沟周围疖肿后，高热一周，疖肿被挤压后细菌栓子播散，引起眼球运动障碍，试解释为什么?

实验 19 感觉传导路、运动传导路

一、目的要求

1. 简述躯干、四肢本体感觉通路的组成，各级神经元胞体所在部位及纤维束在中枢内的位置以及向大脑皮质的投射；简述躯干、四肢痛、温、粗触觉通路的组成，各级神经元胞体所在部位及纤维束在中枢内的位置以及向大脑皮质的投射；简述头面部痛、温觉传导通路；简述瞳孔对光反射路径；简述锥体系（皮质脊髓束、皮质脑干束）的组成、行径、交叉及对各运动核的支配情况。

2. 简述视觉传导通路的组成以及向大脑皮质的投射。

3. 理解瞳孔对光反射路径中枢不同部位受损伤时的表现，核上瘫与核下瘫。

二、重点

躯干、四肢深、浅感觉传导路；视觉传导路；锥体系。

三、难点

瞳孔对光反射路径中枢不同部位受损伤时的表现，核上瘫与核下瘫。

四、标本教具

（一）标本

1. 脊髓整体外形标本；脊髓断面切片。
2. 脑干断面切片；脑正中矢状切标本。
3. 端脑水平切、完整脑外形标本。

（二）模型、挂图

1. 上行传导路挂图、模型。
2. 下行传导路挂图、模型。
3. 锥体外系挂图。
4. 视觉、听觉传导路挂图、模型。

五、实验操作要点及注意事项

1. 上行传导路的 3 级神经元的位置、交叉、大脑皮质投射区域。
2. 下行传导路的 2 级神经元的位置、交叉、起止区域。

六、辨认结构

（一）上行传导通路（感觉传导通路）

1. 躯干和四肢意识性本体感觉和精细触觉传导通路（挂图、模型）

躯干、四肢的肌、腱、关节等处的本体感觉感受器和皮肤的精细触觉感受器→周

围突（**脊神经**）→第一级神经元（**脊神经节**）→中枢突（**脊神经后根**）→后根的内侧部→**薄束和楔束**（脊髓后索）→第二级神经元（**薄束核和楔束核**）（延髓薄束结节、楔束结节深面）→内侧丘系交叉（延髓中下部）→**内侧丘系**（延髓位于中线外侧锥体背侧，脑桥位于被盖腹侧，中脑位于红核外侧）→第三级神经元（**丘脑腹后外侧核**）→**丘脑中央辐射**→**内囊后肢**→中央后回的中上部和中央旁小叶后部、中央前回（部分纤维）。

2. 躯干四肢痛温觉和粗触觉压觉传导通路

躯干、四肢皮肤内的感受器→周围突（**脊神经**）→第一级神经元（**脊神经节**）→中枢突（**脊神经后根**）→后根外侧部（痛、温觉）→第二级神经元（**脊髓后角固有核或脊髓第Ⅰ、Ⅳ至Ⅶ层**）→斜越1～2脊髓节段或交叉前上升1～2节段→白质前连合交叉→**脊髓丘脑侧束**（外侧索前半部）→**丘脑腹后外侧核**（第三级神经元）→内囊后肢→中央后回中、上部和中央旁小叶的后部。

后根内侧部（粗略触觉）→交叉到对侧**脊髓丘脑前束**（前索前部，前根纤维的内侧）→在延髓中部与侧束相融合形成脊髓丘系（延髓位于下橄榄核背外侧，脑桥和中脑位于内侧丘系的背外侧）。

脊髓丘脑侧束的纤维排列由外向内：骶、腰、胸、颈。

3. 头面部痛温觉和粗触觉压觉传导通路

口鼻腔黏膜的浅部感受器→周围突三叉神经的感觉支（**眼神经、上颌神经、下颌神经**）→第一级神经元（**三叉神经节**）→中枢突→**三叉神经感觉根**→升支（触压觉）和降支（痛温触觉）→第二级神经元（**三叉神经脑桥核和三叉神经脊束核**）→交叉到对侧→**三叉丘系**（紧贴内侧丘系背外侧上行）→第三级神经元（**丘脑腹后内侧核**）→**内囊后肢**→中央后回下部。

角膜反射：角膜受到的刺激→三叉神经的眼神经→三叉神经脑桥核→发出纤维到双侧面神经核→颞支→眼轮匝肌收缩→双眼同时闭合。

4. 视觉传导通路

感受器（视杆和视锥细胞）→第一级神经元（**视网膜双极细胞**）→第二级神经元（**视网膜神经节细胞**）→**视神经**→**视交叉**（鼻侧半纤维交叉，颞侧半纤维不交叉）→**视束**→第三级神经元（**外侧膝状体**）→**视辐射**→**内囊后肢**→距状沟上、下的皮质（纹区 striate cortex）。

视束中的部分纤维→上丘臂→上丘和顶盖前区→顶盖脊髓束→参与视觉反射。

5. 瞳孔对光反射通路

光线→视网膜→视神经→视交叉→双侧视束→部分纤维经上丘臂→顶盖前区→双侧动眼神经副核→动眼神经→睫状神经节→瞳孔括约肌、睫状肌。

分析此反射途径不同部位损伤：直接和间接对光反射消失。

（二）下行传导通路（运动传导通路）

1. 锥体系

（1）皮质脊髓束

中央前回上、中部和中央旁小叶前半部等皮质的锥体细胞轴突→**皮质脊髓束**→内

囊后肢前部→大脑脚底的中间 3/5→脑桥的基底部→延髓锥体→**锥体交叉**（绝大部分交叉到对侧）→**皮质脊髓侧束**（外侧索后部）→**前角运动细胞**（脊髓灰质）→**脊神经**→肌肉（四肢肌）。

未交叉的皮质脊髓束纤维→皮质脊髓前束（前索内侧）：（并逐节交叉到对侧）→前角运动细胞→脊神经→肌肉。

（2）皮质核束

中央前回下部锥体细胞的轴突→**皮质脑干束**→**内囊的膝部**→大脑脚底的内侧部→与皮质脊髓束一起下行到脑桥和延髓→发出分支到脑干的**一般躯体运动核**和**特殊内脏运动核**（大多数脑神经运动核接受双侧皮质核束的支配，只有面神经核下部和舌下神经核接受对侧的支配）。

2. 锥体外系

（1）新纹状体→苍白球系。

（2）皮质→纹状体→背侧丘脑皮质环路。

（3）纹状体→黑质环路。

（4）苍白球底丘脑环路。

（5）皮质→脑桥→小脑系。

七、实验报告

（一）填图题（图23、图24）

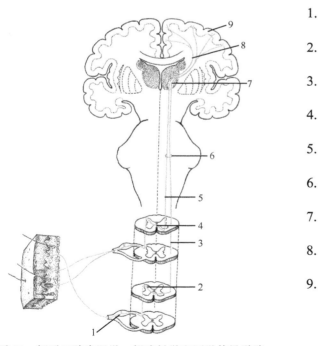

图 23　躯干四肢痛温觉、粗略触觉和压觉传导道路

1.

2.

3.

4.

5.

6.

7.

8.

9.

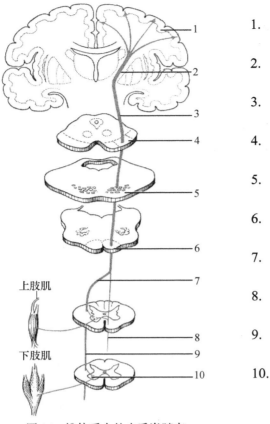

上肢肌

下肢肌

图 24　锥体系中的皮质脊髓束

1.	1.
2.	2.
3.	3.
4.	4.
5.	5.
6.	6.
7.	7.
8.	8.
9.	9.
10.	10.

（二）名词解释

1. 锥体系　　2. 上、下运动神经元　　3. 浅感觉　　4. 深感觉（本体）　　5. 斜方体
6. 瞳孔对光反射

（三）问答题

1. 左侧视神经损伤或左侧动眼神经损伤，患眼的瞳孔对光反射（直接和间接的）表现如何？

2. 面神经核上瘫与核下瘫有何不同？舌下神经核上瘫与核下瘫有何不同？

3. 大脑中动脉皮质支根部栓塞，可损伤哪些重要皮质中枢，有何临床表现？

4. 某高血压患者突然昏倒，意识恢复后，说话不清楚，经检查发现：①右上、下肢不能运动，肌肉僵硬，髌腱反射和肱二头肌反射亢进，Babinski 征阳性，两侧额纹对等，均能闭目，右侧鼻唇沟变浅，口角歪向左侧，伸舌时舌尖偏向右侧。②右半身痛觉丧失，闭目时不能简述右上、下肢被动运动的状态和姿势。③双眼右半视野偏盲。试分析：①病变位于何处？②为什么？